中国失眠障碍
诊断和治疗指南

第2版

中国睡眠研究会　组织编写

主编　张　斌

人民卫生出版社
·北京·

图书在版编目（CIP）数据

中国失眠障碍诊断和治疗指南 / 张斌主编 . -- 2 版 .
北京 ：人民卫生出版社，2025. 1 （2025. 4 重印）.
ISBN 978-7-117-37399-9

Ⅰ . R749. 7-62

中国国家版本馆 CIP 数据核字第 20250D2Q80 号

| 人卫智网 | www.ipmph.com | 医学教育、学术、考试、健康，购书智慧智能综合服务平台 |
| 人卫官网 | www.pmph.com | 人卫官方资讯发布平台 |

中国失眠障碍诊断和治疗指南
Zhongguo Shimian Zhang'ai Zhenduan he Zhiliao Zhinan
第 2 版

主　　编：张　斌
出版发行：人民卫生出版社（中继线 010-59780011）
地　　址：北京市朝阳区潘家园南里 19 号
邮　　编：100021
E - mail：pmph @ pmph.com
购书热线：010-59787592　010-59787584　010-65264830
印　　刷：北京印刷集团有限责任公司
经　　销：新华书店
开　　本：710 × 1000　1/16　印张：10
字　　数：180 千字
版　　次：2016 年 6 月第 1 版　　2025 年 1 月第 2 版
印　　次：2025 年 4 月第 3 次印刷
标准书号：ISBN 978-7-117-37399-9
定　　价：35.00 元

打击盗版举报电话：**010-59787491**　**E-mail：WQ @ pmph.com**
质量问题联系电话：**010-59787234**　**E-mail：zhiliang @ pmph.com**
数字融合服务电话：**4001118166**　**E-mail：zengzhi @ pmph.com**

编写组名单

编　委（按姓氏拼音排序）

艾思志　广州医科大学附属脑科医院

邓玉娇　上海交通大学医学院附属上海儿童医学中心

顾　平　河北医科大学第一医院

雷　旭　西南大学

李　韵　汕头大学精神卫生中心

李庆云　上海交通大学医学院附属瑞金医院

梁　丽　上海交通大学医学院附属第一人民医院

刘　帅　南方医科大学南方医院

吕云辉　云南省第一人民医院

罗　雪　南方医科大学南方医院

潘集阳　暨南大学附属第一医院

邵　岩　北京大学第六医院

孙洪强　北京大学第六医院

王　赞　吉林大学第一医院

王广海　上海交通大学医学院附属上海儿童医学中心

吴惠涓　海军军医大学第二附属医院

许　艳　南方医科大学南方医院

闫　雪　中国中医科学院广安门医院

于　欢　复旦大学附属华山医院

曾淑妃　南方医科大学南方医院

詹淑琴　首都医科大学宣武医院

张　斌　南方医科大学南方医院

张继辉　广州医科大学附属脑科医院

张雯静　上海中医药大学附属市中医医院

周俊英　四川大学华西医院

审　　校（按姓氏拼音排序）

陈贵海　安徽医科大学附属巢湖医院

韩　芳　北京大学人民医院

胡志安　陆军军医大学

黄志力　复旦大学

贾福军　广东省人民医院，广东省精神卫生中心

江　帆　上海交通大学医学院附属上海儿童医学中心

李庆云　上海交通大学医学院附属瑞金医院

刘春风　苏州大学附属第二医院

毛　琛　南方医科大学公共卫生学院

潘集阳　暨南大学附属第一医院

时　杰　北京大学医学部

宿长军　空军军医大学第二附属医院（唐都医院）

唐向东　四川大学华西医院

汪卫东　中国中医科学院广安门医院

王莞尔　北京大学国际医院

王玉平　首都医科大学宣武医院

徐　建　上海市中医医院

张　熙　中国人民解放军总医院第二医学中心

赵忠新　海军军医大学第二附属医院（上海长征医院）

编写秘书

罗　雪　南方医科大学南方医院

曾淑妃　南方医科大学南方医院

杜适序　南方医科大学南方医院

方乐琴　南方医科大学南方医院

基金项目 "十四五"国家重点研发计划项目（2021YFC2501500）

睡眠是人类健康的基石，直接关系到身体修复、能量保存、免疫功能、学习记忆巩固、代谢废物清除和生长发育等关键生理过程。优质睡眠对身体恢复、情绪调节及整体健康至关重要。随着工业化进程的加快、社会竞争和工作压力的加剧，以及不良生活方式的普遍化，失眠障碍发病率不断上升，呈现普遍化和年轻化趋势。长期失眠不仅影响生活质量，还与多种慢性疾病（如心血管疾病、代谢紊乱、慢性疼痛、免疫力下降、抑郁症和焦虑症等）密切相关，已逐渐成为全球性健康挑战。

随着国际疾病分类标准的更新和诊疗技术的进步，失眠障碍的治疗方案逐渐实现了精准化和个体化。在我国，睡眠医学领域快速发展，睡眠中心数量已超过 3 000 家，专业人才队伍不断壮大，为失眠障碍的规范化诊疗奠定了坚实基础。然而，失眠障碍的诊疗仍面临诸多挑战，主要体现在诊断标准的本土化与国际接轨、治疗方案的个体化和多样性、以及随访管理的系统化和长效化等方面。

为应对这些挑战，中国睡眠研究会于 2016 年发布了《中国失眠障碍诊断和治疗指南》（第 1 版），并获得业界广泛认可，推动了我国睡眠医学事业的发展。随着医疗实践的进步和国内外睡眠研究的不断深化，中国睡眠研究会组织国内顶尖睡眠医学专家对该指南进行了更新和修订。此次修订获得了"十四五"国家重点研发计划项目的支持，主要围绕以下几个方面进行了改进：

1. 系统整合 2016 年以来国内外最新的睡眠医学指南和专家共识。

2. 优化失眠障碍的定义与分类体系。

3. 补充最新的病理机制研究成果。

4. 强化临床评估、诊断标准化及可操作性。

5. 完善药物治疗、心理治疗、物理治疗和中医治疗等综合治疗策略。

6. 针对特殊人群（如女性、老年人、儿童／青少年等）增补个性化治疗方案。

此次修订的《中国失眠障碍诊断和治疗指南》（第 2 版）旨在应对社会对睡眠健康日益增长的需求，为临床医师提供科学、全面、实用的工具，帮助准确识别和有效治疗失眠障碍。指南结合最新的研究成果，系统总结了失眠的定义、分类、流行病学特征及病理机制，为临床诊治提供了理论框架。在诊断标准和评估工具方面，指南通过梳理现有文献和专家共识，明确了失眠的诊断标准，帮助医师精准判断复杂病例。

本指南秉持循证医学理念，参照国际标准，充分考虑本土特点。每项建议标注证据级别和推荐强度，便于临床医师在实践中参考。同时，附录中详细列出了心理治疗的操作方法和常用评估量表，提升临床实用性。指南特别强调多学科联合治疗的重要性，特别是对特殊人群的个性化治疗方案，旨在优化治疗方案、改善患者睡眠质量。

《中国失眠障碍诊断和治疗指南》（第 2 版）的发布，不仅是睡眠医学领域的一项重要进展，也是提升全社会睡眠健康水平的关键举措。我们相信，通过广泛应用这一指南，能够推动失眠障碍的有效诊治，促进我国睡眠医学的发展，并为提高全民健康水平做出积极贡献。指南编写组将继续跟踪该领域的前沿进展，适时更新和完善指南内容。

中国睡眠研究会理事长、复旦大学教授

Sleep Research、《中国临床药理学与治疗学》杂志主编

2024 年 11 月于上海

目 录

失眠障碍（insomnia disorder）是临床常见的睡眠障碍之一，以入睡困难、睡眠维持困难或早醒等为主要特征，会导致疲倦、注意力难以集中、情绪紊乱等一系列日间功能损害。失眠患者更容易共病躯体疾病和/或精神障碍，如抑郁、焦虑、高血压、糖尿病等，并且增加事故和自杀的风险。这不仅影响患者的生活质量，也给家庭和社会带来沉重的负担。因此，失眠障碍诊断和治疗指南有助于为临床医疗和护理人员、心理学家、药师，特别是睡眠医学相关从业人员提供规范化失眠诊疗流程。

2016年，中国睡眠研究会组织编写了《中国失眠障碍诊断和治疗指南》（第1版），得到业界的一致认可，被广泛使用，促进了睡眠医学事业的发展。然而，该指南仅能反映截止到当时的文献内容和专家共识，失眠的分类和诊断标准已经出现了新的变更，相关的临床诊疗规范也在不断更新，所以本指南需要进一步更新、修订和补充，以指导当前的临床实践。2023年10月，中国睡眠研究会在合肥召开会议，邀请睡眠医学相关领域专家成立指南编写专家委员会，拟于2024年更新和发布《中国失眠障碍诊断和治疗指南》（第2版）。

第一章

方　法

一、指南更新说明

基于近年来的失眠障碍相关文献，指南需要进行更新、修订和补充的具体原因如下。

1.《中国失眠障碍诊断和治疗指南》(第 1 版)发表至今已经长达 8 年。如果指南传递的是过时信息，那将不再对临床实践具有指导作用，需要依据新的循证依据进行更新。

2. 2014 年出版的《睡眠障碍国际分类》(第 3 版)(*International Classification of Sleep Disorders*-Third Edition, ICSD-3)是睡眠障碍的首要临床参考文本。鉴于睡眠及其障碍知识呈指数级增长，美国睡眠医学会于 2023 年 6 月发布了 ICSD-3 修订版(*International Classification of Sleep Disorders*-Third Edition, Text Revision, ICSD-3-TR)，增加了更新的信息。ICSD-3-TR 将睡眠障碍分为六大类：失眠障碍、睡眠呼吸紊乱、中枢性嗜睡症、昼夜节律相关睡眠 - 觉醒障碍、异态睡眠、睡眠相关运动障碍，以及和睡眠相关的医学和神经疾病；并增加了 ICD-10 和 ICD-11 诊断代码的信息。

3. 失眠障碍的病因多样、表型复杂，以致诊断迁延、治疗手段混杂。近年的研究分析了失眠障碍及其与焦虑 / 抑郁障碍、慢性疼痛共病的指标模式特征，构建了对应的复合指标诊断体系。因此，本指南将基于失眠障碍的诊断标准，筛选核心失眠障碍评估指标，全面评估失眠障碍，提供基于个体化特征的诊疗方案。

4. 传统的失眠障碍评估通常在失眠障碍发病并造成功能损害时才进行，不利于患者早期诊断与治疗。近年的研究试图阐明失眠障碍的发生发展特点及其发病机制，以期构建失眠障碍的早期精准评估和个体化防治体系，这对国民健康和社会发展具有重要战略意义。

二、指南更新依据

我们检索了国内外电子数据库中 2016 年之后的相关指南和共识,包括 PubMed、Embase、Cochrane Library、万方数据知识服务平台和中国知网,以及常用的国内外临床指南网站,包括美国睡眠医学会(American Academy of Sleep Medicine,AASM,https://www.aasmnet.org/login.aspx)、美国国立指南文库(National Guideline Clearinghouse,NGC,https://www.ahrq.gov/gam/index.html)、国际指南协作网(Guidelines International Network,G-I-N,http://www.g-i-n.net/)、加拿大医学会临床实践指南文库(Canadian Medical Association:Clinical Practice Guideline,CMA Infobase,http://www.cma.ca/clinicalresources/practiceguidelines)、苏格兰学院间指南网络(Scottish Intercollegiate Guidelines Network,SIGN,http://www.sign.ac.uk/)、英国国家卫生与临床优化研究所(National Institute for Health and Care Excellence,NICE,http://www.nice.org.uk/)、新西兰指南研究组(New Zealand Guidelines Group,NZGG,http://www.nzgg.org.nz/)、中国临床指南文库(China Guideline Clearinghouse,CGC,https://www.allacronyms.com/CGC/China_Guideline_Clearinghouse)。最终检索到 2016 年至今的 6 篇英文指南和 5 篇中文指南,6 篇英文共识和 8 篇中文共识,具体如下。

1. 英文指南(2016 年至今)

(1)European Guideline for the Diagnosis and Treatment of Insomnia[1](2017)

(2)Treatment of Chronic Insomnia in Adults:ACP Guideline[2](2017)

(3)Clinical Practice Guideline for the Pharmacologic Treatment of Chronic Insomnia in Adults:an American Academy of Sleep Medicine Clinical Practice Guideline[3](2017)

(4)Clinical Practice Guideline on Management of Sleep Disorders in the Elderly[4](2018)

(5)The Management of Chronic Insomnia Disorder and Obstructive Sleep Apnea:Synopsis of the 2019 U.S. Department of Veterans Affairs and U.S. Department of Defense Clinical Practice Guidelines[5](2020)

(6)Behavioral and Psychological Treatments for Chronic Insomnia Disorder in Adults:an American Academy of Sleep Medicine Clinical Practice Guideline[6](2021)

2. 英文共识(2016 年至今)

(1) Insomnia in Children and Adolescents. A consensus document[7](2017)

(2) British Association for Psychopharmacology Consensus Statement on Evidence-Based Treatment of Insomnia，Parasomnias and Circadian Rhythm Disorders：An Update[8](2019)

(3) Evaluation and Management of Insomnia in Clinical Practice and in the Time of CoViD-19 in Italy：Expert Consensus and Task-Force Recommendations from Five Scientific Societies[9](2020)

(4) A 2023 Update on Managing Insomnia in Primary Care：Insights from an Expert Consensus Group[10](2023)

(5) Treatment Strategy for Insomnia Disorder：Japanese Expert Consensus[11](2023)

(6) The Potential of Biomarkers for Diagnosing Insomnia：Consensus Statement of the WFSBP Task Force on Sleep Disorders[12](2023)

3. 中文指南(2016 年至今)

(1) 2016 年，科技部"十一五"国家科技支撑计划重点课题心理疾患防治研究与示范项目研究课题组编制的《基于个体化的失眠症中医临床实践指南》[13]

(2) 2016 年，中国中医科学院失眠障碍中医临床实践指南课题组编制的《失眠症中医临床实践指南(WHO/WPO)》[14]

(3) 2017 年，中国睡眠研究会专家组编制的《中国失眠症诊断和治疗指南》[15]

(4) 2017 年，中华医学会神经病学分会专家组、中华医学会神经病学分会睡眠障碍学组编制的《中国成人失眠诊断与治疗指南(2017 版)》[16]

(5) 2024 年，中华医学会神经病学分会睡眠障碍学组编制的《中国成人失眠诊断与治疗指南(2023 版)》[17]

4. 中文共识(2016 年至今)

(1) 2017 年，中国医师协会全科医师分会双心学组，心血管疾病合并失眠诊疗中国专家共识组编制的《心血管疾病合并失眠诊疗中国专家共识》[18]

(2) 2019 年，王赞、李雁鹏编制的《曲唑酮治疗失眠及其相关抑郁、焦虑的专家共识》[19]

(3) 2020 年，中华医学会神经病学分会、中华医学会神经病学分会睡眠障

碍学组、中华医学会神经病学分会神经心理与行为神经病学学组编制的《中国成人失眠伴抑郁焦虑诊治专家共识》[20]

（4）2022年，中国民族医药学会睡眠分会编制的《中国民族医药治疗成人失眠的专家共识》[21]

（5）2023年，中华预防医学会更年期保健分会、中国人体健康科技促进会妇科内分泌和生育力促进专委会、北京中西医结合学会更年期专业委员会编制的《绝经相关失眠临床管理中国专家共识》[22]

（6）2024年，中国睡眠研究会编制的《失眠数字疗法中国专家共识》[23]

（7）2024年，中华医学会心身医学分会数字心身医学协作学组，失眠症数字疗法的中国专家共识写作组编制的《失眠症数字疗法的中国专家共识（2024版）》[24]

（8）2024年，中国睡眠研究会编制的《基层医疗机构失眠症诊断和治疗中国专家共识》[25]

三、指南更新的原则和方法

《中国失眠障碍诊断和治疗指南》（第2版）将采用指南更新的方式，依据循证原则对第1版指南进行修订和补充。本指南编写组成立了涵盖精神科、神经内科、呼吸内科、耳鼻喉科、儿科等临床专业和基础学科的专家组，回顾《中国失眠障碍诊断和治疗指南》（第1版）发布至今的一系列新发表失眠相关指南、共识、临床实践标准等文献资料，并结合第1版指南使用经验。本指南的更新遵循了临床实践指南制定方法学，参考《中国制订/修订临床诊疗指南的指导原则（2022版）》及《世界卫生组织指南制定手册》，按照卫生保健实践指南的报告条目（reporting items for practice guidelines in healthcare，RIGHT）进行报告。为了保证本指南的质量及适用性，我们将采用指南改编方法学中比较成熟和完善的ADAPTE（adaptation of clinical guidelines）方法进行（图1-1）[26]。

（1）AGREE体系评价指南

本指南采用了被公认为领域最前沿、最权威的临床指南研究与评价（appraisal of guidelines for research and evaluation，AGREE）体系。AGREE体系适用的范围广泛，AGREE Ⅱ是英国AGREE国际协作组织2009年发布的AGREE的修订版，与原版AGREE相比，AGREE Ⅱ作了以下改进：各条目以7分等级表，代替原版的4分等级表；用户手册对23个条目进行了清晰的说明，明确定义了各条目中的术语概念；提供了使用该评分表评价的案例，为用户的评价提供了详细指导；增加了"何处查找相关信息"部分，指导评价者在

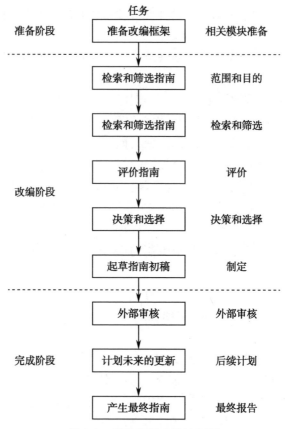

图 1-1　ADAPTE 方法流程图

（引自：COLLABORATION T A. The ADAPTE process: resource toolkit for guideline adaptation: version 2.0. 2009. http://www.g-i-n.net.）

临床指南的哪个部分能找到相关信息；增加了"如何评价"部分，描述评价标准的细节信息和评价各条目的理由。本指南更新过程中，参考及评价国内外新出版的指南，使用 AGREE Ⅱ 评价体系（表 1-1）[27]。

表 1-1　AGREE Ⅱ 指南评价体系

	条目	评分（1~7 分）
范围和目的	1. 明确描述了指南的目的	
	2. 明确描述了指南所涵盖的卫生问题	
	3. 明确描述了指南所应用的目标人群（患者和公众等）	
参与人员	4. 指南制定小组包括了所有相关的专家	
	5. 指南考虑了目标人群（患者和公众等）的观点和偏好	
	6. 明确界定了指南的用户	

续表

	条目	评分（1～7分）
制定的严谨性	7. 采用系统的方法检索证据	
	8. 清楚描述了证据筛选的标准	
	9. 清楚描述了证据/证据体的质量等级和局限性	
	10. 清楚描述了形成推荐意见的方法	
	11. 形成推荐意见时考虑了健康获益、不良反应和风险	
	12. 推荐意见和证据之间有清晰的联系	
	13. 指南发表前接受过外部专家的评审	
	14. 提供了指南的更新程序	
	15. 推荐建议明确，不模棱两可	
清晰性	16. 明确列出了针对某个情景或健康问题的不同选择	
	17. 关键性的推荐意见容易识别	
	18. 描述了指南应用过程中的促进和阻碍因素	
	19. 提供了将推荐意见应用于实践中去的建议和/或工具	
应用性	20. 考虑了推荐意见应用中可能需要的资源	
	21. 提供了监测和/或审查标准	
编辑的独立性	22. 资金资助者的观点不影响指南的内容	
	23. 记录并公开了指南制定小组成员的利益冲突	

（2）GRADE 方法评价文献

文献资料的评定标准参考表 1-2。具体的评价标准使用了推荐分级的评估、制订与评价（grading of recommendations assessment development and evaluation，GRADE）方法进行证据质量评价。GRADE 是目前广泛应用于临床指南开发的评价工具[28-29]。GRADE 通过汇总现有证据并进行等级划分后，将证据等级分为高、中、低和极低，将推荐强度分为强推荐、弱推荐和不推荐（表 1-2），其中影响推荐强度的因素及参考说明见表 1-3。

表 1-2 证据质量分级标准及推荐强度

	推荐强度	描述	研究类型
证据分级	高级证据（A）	非常确信真实的效应值接近效应估计值	RCT 质量升高二级的观察性研究
	中级证据（B）	对效应估计值有中等程度的信心：真实值有可能接近估计值。但仍存在二者大不相同的可能	质量降低一级的 RCT 观察性研究
	低级证据（C）	对效应估计值的确信程度有限：真实值可能与估计值大不相同	质量降低二级的 RCT 观察性研究

续表

推荐强度		描述	研究类型
	极低级证据（D）	对效应估计值几乎没有信心：真实值很可能与估计值大不相同	质量降低三级的RCT 质量降低一级的观察性研究系列病例观察 个案报道
推荐强度	强推荐（Ⅰ）	效益远大于风险；评价者确信干预措施利大于弊	
	弱推荐（Ⅱ）	效益大于或等于风险；不确定或无论高低质量的证据均显示利弊相当	
	不推荐（Ⅲ）	风险大于效益；评价者确信干预措施弊大于利	

注：RCT为随机对照试验。

表 1-3　影响推荐强度的因素（决定因素）

因素	说明
利弊平衡	利弊间的差别越大，越适合作出强推荐；差别越小，越适合作出弱推荐
证据质量	证据质量越高，越适合作出强推荐
价值观和意愿	价值观和意愿差异越大，或不确定性越大，越适合作出弱推荐
成本（资源配置）	一项干预措施的花费越高，即消耗的资源越多，越不适合作出强推荐

随机对照试验以高等级起始，需要进一步根据偏倚风险、不一致性、间接性、不精确性、发表偏倚5个因素考虑将证据等级降级，每个因素不过关则降一级。当将上述因素考虑进去后，重新评定为高质量（不降级），中等质量（降1级），低质量（降2级）和极低质量（降3级）。观察性研究从低等级起始，需要考虑提高质量等级的3个因素（效应值、负偏倚和剂量-效应关系）。

（3）AMSTAR 2工具评价荟萃分析

评定荟萃分析研究的质量通常使用一种被广泛接受的工具，称为评估系统评价测评工具（a measurement tool to assess systematic reviews，AMSTAR）。AMSTAR是一个包含11个项目的评估工具，用于评估系统评价（systematic review，SR）和荟萃分析（meta-analysis，MA）的质量。2017年，由原研发小组专家成员联合非随机干预研究领域专家、医学统计学家、工具评价制定方法学家，在综合相关评论性文章、网站反馈意见和自身实践经验的基础上，对AMSTAR进行修订和更新，推出 AMSTAR 2[30]。该评价工具共包括16个条目，其中8个条目评价结果为"符合"和"不符合"，5个条目的评价结果为"符合""部分符合"和"不符合"，3个条目的评价结果为"符合""不符合"和"未进行荟萃分析"，各条目的评价标准遵循 AMSTAR 2 的相应说明。质量评价按照如下方案进行：①AMSTAR 2 条目符合情况。系统评价/荟萃分析符合 AMSTAR 2 的条目数量越多，其方法学质量越高，反之亦然。②可信度分级。根据关键条目和非关键条目的评价结果，每个系统评价/荟萃分析的可信度可评价为高、中、低和极低。"高"表示无或 1 个非关键条目的评价结果为"不符合"；"中"表示超过 1 个非关键条目的评价结果为"不符合"；"低"表示 1 个关键条目加或不加非关键条目的评价结果为"不符合"；"极低"表示超过 1 个关键条目加或不加非关键条目的评价结果为"不符合"。荟萃分析的具体评价标准见附表 1。

虽然在 GRADE 评级未提及荟萃分析和专家共识类文献的证据评定，但在实际操作中，我们应该考虑上述情况对证据等级推荐强度评定的影响。荟萃分析可以考虑分类为：①高质量随机对照试验的荟萃分析；②中等质量随机对照试验的荟萃分析；③非随机对照试验；④其他荟萃分析。评价标准参考 AMSTAR 2。标准和规范可参考美国心脏协会（American heart association, AHA）和美国心脏病学会（American college of cardiology, ACC）相关指南，将高质量随机对照试验的荟萃分析归类为高级证据，中等质量随机对照试验的荟萃分析归类为中级证据，非随机对照试验荟萃分析归类为低级证据，其他荟萃分析归类为极低级证据。专家共识按照既往指南制定标准，应归类为低级别证据等级[31-32]。

（4）修订名义小组技术形成专家共识

专家组除参考国内外新出版的失眠相关指南及文献资料外，指南的一些重要领域可能并不能在既往文献中找到依据，或者现有文献的结论相互矛盾，则需要进行基于专家共识的推荐，专家共识反映了指南委员会成员基于文献和临床经验的一致性判断。本指南采用了与 2016 年《中国失眠障碍诊断和治疗指南》相类似的修订名义小组技术（nominal group technique）形成专家共识[33]。相关章节的专家确定哪些内容需要建立专家共识，并通过讨论形成专家共识的草案。然后，全体指南委员会成员通过现场会议、网络会议或邮件传阅的形式讨论每一条专家共识；在充分讨论的基础上，通过匿名投票来决定每条专家共识能否被采用。指南将建议从"极度反对"到"极度支持"分为了 9 个等级。基于简化的目的，我们对每条共识的建议分为 5 个等级（1. 不同意，2. 不太同意，3. 中立，4. 部分同意，5. 同意），选择 1 或 2，需要给出具体建议，以便进一步修订。90% 以上的专家意见为 4 或 5 时，该条专家共识可以采用。如果未被采用的专家共识在指南中十分重要，则根据专家建议进行修订后，再行投票决定。

第二章

指南的内容

一、失眠障碍的定义和分类

1. 失眠障碍的定义 失眠障碍的定义是持续的睡眠起始或维持困难,与担忧睡眠、睡眠不满意或日间功能损害有关。成人中,失眠症状通常包括难以起始或维持睡眠;儿童中,特别是婴幼儿中,失眠症状往往是由家长报告的,包括就寝抵抗和没有父母干预的情况下难以独立入睡。

与失眠障碍相关的清醒时间功能损害被称为日间功能损害,但是某些情况下(如轮班工作),功能损害可能发生在夜间。成人中,日间功能损害主要包括情绪低落、易怒、乏力、认知损害等,可能影响社会、家庭、职业或教育功能,降低生活质量。其他日间功能损害包括肌肉紧张、心悸、头痛、疲劳和日间过度思睡(excessive daytime sleepiness,EDS)[34]。EDS容易与疲劳混淆,而且EDS可能会增加交通事故和职业事故的风险。成人如果只报告存在夜间入睡困难、反复长时间觉醒或睡眠时间不足,没有报告日间功能损害或对睡眠不满意,则不认为患有失眠障碍,不需要临床关注,只需要教育和安慰。儿童和青少年中,日间功能损害包括注意力不集中、认知缺陷以及情绪和行为障碍,可能损害学校、家庭和社会生活中的日常功能。当家长没有担心儿童存在睡眠问题或对儿童睡眠不满意时,通常不认为儿童存在失眠障碍,而这些行为可视为与照看人的价值观和文化背景有关。

失眠障碍常伴随躯体疾病、精神障碍和其他睡眠障碍,也可能与物质使用、滥用或接触某些物质有关。当失眠症状持续并导致痛苦或损害时,则需要单独诊断为失眠障碍。即使最初是另一种疾病或情况引起的失眠,失眠障碍也经常发展成需要临床关注的独立疾病。研究证据表明,失眠障碍如果不及时治疗,可能会对疾病结局产生不利影响,并增加共病与复发的风险。在某些情况下,治疗失眠障碍对失眠障碍及其共病均有改善。综上,当失眠障碍与其他疾病共存时,应被视为共病,需要单独治疗。

2. **失眠障碍的分类** 根据 ICSD-3-TR 的分类标准,失眠障碍分为 3 个类别:慢性失眠障碍(chronic insomnia disorder)、短期失眠障碍(short-term insomnia disorder)及其他失眠障碍(other insomnia disorder)。慢性失眠障碍的特点是慢性睡眠起始或睡眠维持困难主诉与相关的日间功能损害;诊断要需满足失眠症状的频率 > 每周 3 次及持续时间 >3 个月,这些频率和阈值与疾病结局相关。短期失眠障碍的特征是失眠症状不满足慢性失眠障碍的最低频率和持续时间标准,但存在明显的睡眠起始或睡眠维持困难主诉与相关的日间功能损害。对于少数不符合慢性或短期失眠障碍标准,但存在失眠症状,值得临床注意的病例,应诊断为其他失眠障碍。

由于缺乏病理生理学或临床上的证据,《睡眠障碍国际分类》第 2 版(*International Classification of Sleep Disorders*-Second Edition,ICSD-2)和《精神障碍诊断与统计手册》第 4 版修订版(*Diagnostic and Statistical Manual of Mental Disorders*-Fourth Edition,Text Revision,DSM-Ⅳ-TR)定义的失眠亚型在《精神障碍诊断与统计手册》第 5 版(*Diagnostic and Statistical Manual of Mental Disorders*-Fifth Edition,DSM-5)中被取代。比如存在于 DSM-Ⅳ-TR 系统的原发性失眠,根据可能的病因,在 ICSD-2 中被分为几个亚型:如生理心理性失眠、特发性失眠、矛盾性失眠、睡眠卫生不良、儿童行为性失眠等。在 ICSD-3 和 ICSD-3-TR 中,这些亚型不再存在。在 ICSD-2 和 DSM-Ⅳ-TR 中,继发性失眠被用于描述失眠与其他疾病条件之间的可能因果关系(如精神障碍所致的失眠、躯体疾病所致的失眠和药物及物质所致的失眠)。该分类方法也被 ICSD-3、ICSD-3-TR 和 DSM-5 的诊断和分类系统所取代。

失眠障碍是具有高度异质性的睡眠障碍,可分为多个亚型。失眠障碍亚型研究有利于阐明失眠障碍潜在的不同致病机制,发现客观生物标志物,为实现失眠障碍精准个体化治疗奠定基础。目前,失眠障碍亚型的分类方法主要有 3 种:基于失眠临床特征的分型、基于客观睡眠时长的分型、基于非失眠相关临床特征的分型[35]。

(1)基于失眠临床特征的分型:根据患者自我报告的失眠症状,失眠障碍可分为入睡困难(difficulty initiating sleep,DIS)型、睡眠维持困难(difficulty maintaining sleep,DMS)型、早醒(early morning awakening,EMA)型和混合型 4 个亚型[36]。亚型的划分常以失眠严重程度量表(Insomnia Severity Index,ISI)或匹兹堡睡眠质量指数(Pittsburgh Sleep Quality Index,PSQI)的患者自评临床症状严重程度为参考依据。流行病学研究中,DMS 型失眠最为普遍(50%~70%),其次是 DIS 型失眠(35%~60%),然而,无论是在横向还是纵向观察研究中,多重失眠症状,即混合型都比任何单一失眠症状更常见[37]。既往研究结果表明，上述亚型在人口统计学和日常生活受影响方面均存在差异。与其他亚型的参与者相比，混合型失眠患者更有可能出现焦虑和抑郁、酗酒和使用催眠药物[36]。一系列流行病学调查研究提示不同失眠亚型与多种器质性疾病发生风险密切相关。前瞻性队列研究提示，DIS 型失眠与心血管疾病死亡率、全因死亡率增加密切相关[38-40]。所有的失眠症状，无论是单一失眠症状还是混合型失眠症状，均与心力衰竭发生风险密切相关[41]。DIS 型失眠患者具有更多的运动、认知和自主神经体征 / 症状，神经退行性风险更高[42]。DIS 型和混合型失眠者罹患慢性脊柱痛的风险增高[43]。

（2）基于客观睡眠时长的分型： 基于多导睡眠监测或体动记录仪测量得到的客观睡眠参数，研究者根据夜间客观睡眠时长（6 小时或 7 小时）将失眠障碍分为生理性过度觉醒型（如客观短睡眠时长的失眠亚型）和非生理性过度觉醒型（如正常客观睡眠时长的失眠亚型或矛盾性失眠）[44-47]。一系列观察性研究和实验室研究证据显示客观短睡眠时长的失眠亚型与认知 - 情绪和皮质唤醒、压力系统的激活有关，具有心率变异性受损、高血压、糖尿病、神经认知障碍和死亡率增加的高风险。此外，临床研究提示相较于失眠认知行为治疗（cognitive behavioral therapy for insomnia，CBTI），客观短睡眠时长的失眠亚型对生物学（药物）治疗更敏感，小剂量曲唑酮可以改善客观睡眠时长，减少下丘脑 - 垂体 - 肾上腺轴的激活，以及降低高频脑电活动[48-49]。相比之下，非生理性过度觉醒型（如正常客观睡眠时长的失眠亚型或矛盾性失眠）具有更多的心理学基础，与睡眠感知错误有关，与认知 - 情绪和皮质唤醒、压力系统的激活无关，不具有心率变异性受损、高血压、糖尿病、神经认知障碍和死亡率增加的高风险，对 CBTI 更敏感[50]。

（3）基于非失眠相关临床特征的分型： 近年来，随着大数据、脑科学和人工智能等新技术的涌现，失眠的病理机制研究取得诸多进展。其中，基于大数据驱动的亚型分类和基于神经影像的个性化诊疗技术是重要代表[51]。

在大数据驱动的亚型划分方面，研究者基于一系列生理心理因素（睡前觉醒状态、情绪反应、情绪体验、主观幸福感、压力事件反应、童年期创伤、疲劳等 19 个维度），采用潜变量分析方法对数千名有失眠障碍的成年人进行分类[51]，共识别出 5 种失眠亚型：高度痛苦型、中度痛苦奖赏敏感型、中度痛苦奖赏不敏感型、轻度痛苦高反应型和轻度痛苦低反应型。不同失眠亚型的个体在很多方面存在显著差异，包括发病轨迹、对治疗的反应、脑电图特定生物标志物、罹患抑郁的风险等。例如，抑郁在高度痛苦型中最常见，不同亚型患者的抑郁终身患病率相差 5 倍之多。在治疗方面，使用苯二氮䓬类药物后，中度痛苦奖赏敏感型和轻度痛苦高反应型患者的睡眠维持困难改善最为显著，而中度痛苦奖赏不敏感型患者则无明显获益。对于 CBTI 治疗，中度痛苦奖赏敏感型患者的入睡困难改善显著优于轻度痛苦高反应型。研究者也指出，在直接将该亚型分类用于临床个体化治疗前，尚需更多研究。

基于神经影像技术，采用判别分析的异构机器学习算法，最新一项研究识别出两种失眠障碍神经影像学亚型[52]。亚型 1 在多个脑区（右侧颞下回、左侧颞上回、左侧楔前叶、右侧中扣带和右侧辅助运动区）表现为灰质体积的下降，而亚型 2 则表现为右侧颞上回灰质体积的增加。两种亚型的临床症状存在差异，亚型 1 的日间功能受损较严重，而亚型 2 的睡眠障碍较严重。上述两种失眠障碍亚型分类仅由单项研究发现得出，后续还需要更多设计严格的研究加以证实。

二、失眠障碍的流行病学

1. **失眠障碍的患病率** 失眠障碍是常见的睡眠障碍。因为不同研究采用的失眠定义及评价工具不同，失眠患病率从 5% 至 50% 不等[53-54]。在普通人群中，失眠症状的发生率为 30%～48%；如果增加失眠发生频率标准，患病率为 16%～21%；增加日间症状标准，患病率在 9%～15%；完全符合 DSM-Ⅳ诊断标准的失眠障碍患病率为 6%～10%[53-55]。我国两项采用 DSM-Ⅳ诊断标准的随机抽样调查显示，15 岁以上普通人群失眠患病率为 9.2%，60 岁以上人群为 55.4%[56-57]。我国香港地区一项以 PSQI 为评价工具的研究显示失眠患病率为 39.4%[58]。不论采用何种标准，均提示失眠是一个普遍的健康问题。

2. **失眠的自然病程** 失眠病程呈现持续性和自然波动性[59-60]。一项连续 5 年随访的随机抽样研究显示，基线患失眠障碍的人群，1 年随访期失眠障碍持续率为 86.0%，3 年持续率为 72.4%，5 年持续率为 59.1%[61]。失眠障碍患者 10 年死亡率高于普通人群（22.5% *vs.* 11.1%）[62]。失眠的持续率具有年龄差异，儿童和青少年期失眠持续率约为 14.9%，而中年女性和男性则分别高达 42.7% 和 28.2%[63-64]。

3. **危险因素**

（1）**年龄**：是失眠的显著危险因素。慢性失眠障碍的现患率从儿童的 4.0%、青年人的 9.3，增加到老年人的 38.2%[65]。然而，也有研究提示，增龄所致健康问题、药物不良反应及生活方式的变化是引起失眠患病率增加的原因，而非年龄本身造成失眠[53, 66-67]。

（2）**性别**：女性患病风险约为男性的 1.4 倍，该比率在 45 岁以上人群中甚至增至 1.7 倍；而针对 <12 岁的儿童调查，并未发现失眠存在性别差异[68]。

（3）**失眠既往史**：有失眠病史的人群再次发生失眠的风险是普通人群的6.5倍，经常使用催眠药物者的风险是3.2倍[60, 62, 66]。

（4）**遗传因素**：有失眠家族史人群的失眠发病率是无家族史人群的3倍，家系研究和双生子研究显示失眠的遗传度在30%～60%[33]。

（5）**应激及生活事件**：负性生活事件不仅是新发失眠的危险因素，也是失眠呈现慢性化的维持因素。

（6）**个性特质**：负面的个性特质与失眠相关，比如神经质、内倾性、多维完美主义等。

（7）**对环境的失眠反应性**：环境变化引起的睡眠反应性是一种类似特质的脆弱性，反应性大者失眠的发生概率高。福特应激失眠反应测试量表（Ford Insomnia Response to Stress Test Scale，FIRST）评估在9种常见的状态下出现应激反应的强度，得分高人群的失眠新发病率是其他人群的3.3倍[69]。

（8）**精神障碍**：70%～80%的精神障碍患者均报告有失眠症状，而50%的失眠患者同时患有1种或1种以上精神障碍[53, 59]。

（9）**躯体疾病**：内外科疾病患者常报告有失眠症状，而失眠障碍患者罹患各种慢性疾病的概率高于无失眠者。

（10）**睡眠障碍**：失眠往往会共病其他睡眠障碍。例如：近年研究提示，30%～40%失眠障碍患者存在阻塞性睡眠呼吸暂停综合征（obstructive sleep apnea syndrome，OSA），40%～50%的OSA患者表现出失眠症状，或许与中枢过度警醒（hyperarousal）的共同病理机制有关[70]。

三、失眠障碍的危害

失眠障碍不仅影响人们的工作和生活质量，而且增加躯体疾病和精神障碍的患病风险，并引发一系列公共卫生问题。剥夺睡眠后，可出现双手颤抖、眼球震颤、EDS、注意力不集中、疲劳、认知下降、烦躁易怒、情绪低落及对疼痛的敏感性增加等症状和腱反射亢进等体征变化。慢性失眠不仅影响人们的精神状态、学习和工作能力，而且会导致社会生产力下降，职业和交通事故增多，甚至伤害自身或危及他人生命，造成巨大的社会经济损失。

失眠障碍与抑郁障碍、焦虑障碍等精神障碍常共患，且互为因果，形成恶性循环。失眠障碍患者的精神药物使用率和自杀率显著高于正常人群。创伤后应激障碍相关的失眠障碍患病率为63%，因此筛查和管理创伤后应激障碍患者的失眠障碍非常重要[71]。

失眠障碍与多种躯体疾病密切相关，常见于心血管疾病和神经系统疾病。

慢性失眠是成人心血管疾病（特别是青年或无高血压的成人）的独立危险因素[72]。尤其是入睡困难、睡眠维持困难和非恢复性睡眠症状的失眠障碍（**B级证据**）[39,41,73]，可增加急性心肌梗死、心力衰竭的患病率及心血管死亡风险。筛查和管理心血管病高危人群的失眠障碍，将有利于减少冠心病和心力衰竭事件的发生。

一项纳入 31 126 名受试者的研究发现，失眠障碍会增加脑卒中（尤其是 50 岁以下的成人）的发病风险[74]。可能与高血压、糖尿病及焦虑和抑郁关系密切（**A级证据**）。卒中急性期、亚急性期和恢复期的失眠整体患病率分别为 40.7%、42.6% 和 35.9%，按照失眠障碍的诊断标准，卒中急性期、亚急性期和恢复期的失眠障碍比例分别为 32.5%、34.8% 和 37.1%，有失眠症状但不符合失眠障碍诊断标准的比例分别为 47.1%、50.4% 和 36.9%，显著高于一般人群[75-76]。多发性硬化是失眠障碍的危险因素之一。一项针对成人多发性硬化的荟萃分析显示，约 50% 多发性硬化患者存在夜间睡眠质量差和 EDS，约 52% 的多发性硬化患者有不同程度的失眠，因此对多发性硬化患者的睡眠状况进行全面评估和治疗至关重要[77]。44% 帕金森病患者存在失眠障碍，其病因可能与病程、病情、左旋多巴用药剂量以及合并的抑郁障碍有关[78]。失眠可诱导 β- 淀粉样蛋白（amyloid β-protein，Aβ）聚集，是阿尔茨海默病（Alzheimer's disease，AD）发生发展的危险因素之一[79-81]。瑞典的一项大型回顾性队列研究表明，约 1/3 的抽动秽语综合征 / 慢性抽动障碍患者伴有失眠障碍，比普通人群增加了 6.7 倍，对此类患者的失眠障碍应予常规评估和管理；尤其是病程持续到成年，以及合并注意缺陷多动障碍（attention deficit and hyperactive disorder，ADHD）的患者，部分治疗 ADHD 患者的用药可能会影响睡眠[14]（**B级证据**）[82]。总之，对神经系统疾病伴发的失眠障碍的筛查和干预，有助于改善该疾病的预后，降低死亡风险。

失眠障碍与慢性阻塞性肺疾病（chronic obstructive pulmonary disease，COPD）、糖尿病、慢性肾脏病、骨关节炎等其他系统疾病相关，但有关的高质量研究相对较少。慢性阻塞性肺疾病患者失眠障碍的患病率为 33%[83]，失眠障碍可能诱发慢性阻塞性肺疾病急性发作，其机制可能与交感神经激活、炎症反应增加、免疫失调及镇静催眠药不合理使用等[84]有关。支气管哮喘患者失眠障碍患病率为 44%～70%，失眠障碍会显著增加支气管哮喘的发病风险，失眠引起的慢性炎症和代谢变化可能是加重哮喘的机制之一[85]。25% 的糖尿病患者存在失眠障碍[83]。长期睡眠不足会引起胰岛素抵抗，增加糖尿病的发病风险[86]。慢性肾脏病相关失眠的发生率为 20%～78%，终末期肾病患者失眠发生率为 50%～75%。慢性失眠障碍与慢性肾脏病的发生和进展风险增加有关,治疗失眠是否能防止肾功能恶化尚有待于进一步研究[87]。肾移植患者失眠障碍的患病率显著低于肾透析患者,肾移植比透析治疗改善终末期肾病失眠障碍的效果更好[88]。骨关节炎患者中失眠障碍的患病率高达81%,通过非药物和药物治疗改善失眠可减轻骨关节疼痛症状[89]。特殊人群的失眠障碍亦应得到更多关注。育龄期妇女的睡眠健康十分重要,育龄期妇女的失眠障碍可能与流产、早产、围产期抑郁和新生儿低出生体重之间相关[90-91]。

慢性失眠导致严重的社会资源消耗,不仅使医疗、护理、保健等直接费用的增加,同时由于工作绩效下降、误工等因素,也会导致间接社会经济损失。失眠障碍疾病的经济负担研究主要集中在疾病成本经济负担方面[92-93]。欧洲的一项研究显示,失眠导致的伤残调整生命年(disability-adjusted life year, DALY)在所有疾病中位列第9位,仅次于帕金森病。另有研究显示,伴有明显功能损害的失眠障碍造成的经济负担为5 010美元/人年,失眠障碍的经济负担为1 431美元/人年,而非失眠患者为421美元/人年。此外,失眠对社会经济造成的间接负担(如工伤及病假)显著高于疾病的直接负担(用于治疗失眠的直接费用)。75%的社会经济损失与失眠障碍有关。值得注意的是,失眠障碍导致的生产损失(间接成本)占该疾病总成本的76%,主要与工作场所的生产力损失(每年每千名工人损失28 730小时的工时)有关。与没有失眠障碍的年轻员工相比,失眠障碍的年轻员工的工作效率降低40%,其中缺勤率高达34%[94]。然而,目前关于失眠障碍的疾病经济负担问题研究均为横断面研究,且调查多局限于几个发达国家(如美国、澳大利亚、日本、法国等),仅测算了失眠障碍在某一特定地区的某一特定时间点的疾病经济负担,研究的区域范围和研究时间跨度小,无法观察该疾病经济负担的变化趋势。

因此,失眠障碍对于个人、家庭及社会经济发展等产生广泛的不良影响,管理睡眠对人类健康和社会经济可持续发展具有重大意义。

有明确证据的失眠障碍危害总结如下表2-1。

表2-1 失眠障碍的危害表现

公共卫生	学习成绩下降、工作效率下降、病假、生活质量下降、社会经济负担、医疗设施使用增加、工作失误、工伤、交通事故、死亡率增加等
精神障碍	抑郁障碍、焦虑障碍、自杀、注意缺陷多动障碍、酒精和药物依赖、创伤后应激障碍等
躯体疾病	高血压、心力衰竭、冠心病、脑卒中、多发性硬化、帕金森病、阿尔茨海默病、抽动秽语综合征、慢性抽动障碍、慢性阻塞性肺疾病、支气管哮喘、糖尿病、慢性肾脏病、骨关节炎、围产期睡眠障碍等

四、失眠障碍的病理机制和假说

近几年,尽管学者们对失眠的自然病程、病因及病理生理学机制等的认识有了显著进展,但是尚未有被广泛接受的关于失眠病因或病理生理学机制的假说。目前关于失眠的病理机制假说主要是过度觉醒假说和 3P 假说,这两种假说分别代表了神经生物学和认知行为学的观点。值得强调的是,这些假说是互相补充而非互相排斥的。

1. 过度觉醒假说　目前,最广泛接受的失眠病理机制的观点是:失眠是一种过度觉醒的障碍[95]。这种过度觉醒在不同水平上得到体现,包括躯体、情感、认知及皮层水平。此外,这种过度觉醒不仅仅是夜间睡眠的缺失,而且是横跨 24 小时的个体高觉醒状态。例如,失眠患者表现出更快的睡眠及清醒时的脑电频率、日间多次小睡潜伏期延长、24 小时代谢率增加、自主神经功能活动增加、下丘脑 - 垂体 - 肾上腺轴过度活跃及炎症因子释放增多等。目前有研究表明,针对失眠的认知行为治疗可部分逆转上述某些过度觉醒指标,比如炎症因子水平。来自神经影像学的研究也支持过度觉醒的理论,例如在从清醒向非快速眼动睡眠转换时,失眠患者在促觉醒脑区(如上行网状激活系统、下丘脑和丘脑)表现出较低的葡萄糖代谢率。

2. 3P 假说　又称 Spielman 假说,是用来解释失眠的发生、发展和持续的被广泛接受的认知行为学假说[96]。3P 指的是易感因素(predisposing factor)、促发因素(precipitating factor)、维持因素(perpetuating factor)。该假说假设失眠的发生和维持是由这三个因素累积超过了发病所需的阈值所致。一般来说易感因素包括年龄、性别、遗传及性格特征等,这些因素使个体对失眠易感。促发因素包括生活事件及应激等因素,可引起失眠障碍的急性发作。而维持因素是指使失眠得以持续的行为和信念,包括应对短期失眠所导致的不良睡眠行为(如延长在床时间)及由短期失眠所导致的焦虑和抑郁症状等。目前广泛应用的认知行为治疗的理论依据建立在本假说基础之上,并致力于消除失眠的维持因素(如不良的睡眠行为、条件反射的建立及过度觉醒等)。

3. 其他病理生理学假说

(1)认知假说:认为患有失眠的个体更倾向于具有过度忧虑和不愉快的插入思维,特别是与不能得到足够睡眠和睡眠紊乱相关的后果[96]。这些忧虑可能发展成为睡眠相关焦虑、睡眠相关威胁的警觉增加(如频繁检查时间),并最终导致急性睡眠干扰的幅度增加。失眠的认知治疗旨在消除这些不良的认知过程及限制这些无助信念的行为。

（2）快速眼动睡眠不稳定假说：该假说认为主观的失眠体验与快速眼动睡眠比率下降及快速眼动睡眠脑电觉醒增加有关[97]。片段化的快速眼动睡眠可促进失眠患者有觉醒增加及非恢复性睡眠的体验，从而导致主观与客观睡眠的差异。

（3）情绪应对假说：将易感性与不安宁的睡眠、失眠和其他心理障碍联系起来。在健康睡眠者中，快速眼动睡眠期间，蓝斑核的巩固需要一个独特的神经调节环境，以调节在该睡眠阶段激活的大脑边缘回路的突触可塑性。然而，不稳定的快速眼动睡眠是典型的失眠症状，它阻止了去甲肾上腺素的正常功能，改变了边缘回路的突触可塑性。这种脆弱性可能会引发夜间对痛苦情绪适应不足的螺旋式下降，导致过度觉醒的累积，进而影响正常睡眠。由此导致的情绪困扰的长期缓解不足会导致恶性循环，严重表现为焦虑症、抑郁症和创伤后应激障碍等其他精神障碍[98]。

（4）心理生理性抑制假说：Espie 于 2002 年提出了失眠的发生发展和维持假说。此假说的独特之处在于，与其他失眠假说不同，它强调的不是"高觉醒状态"抑制了睡眠，而是认为失眠是无法抑制觉醒导致的。该假说指出，正常睡眠作为机体的一种生物功能，有两个固有特征，即可塑性和自动性。可塑性是通过主动消除干扰睡眠的心理、社会或环境应激源的影响来发挥作用；自动性是指睡眠在自然环境下自动调整的非自愿特性。这两个过程不仅对外部触发因素和事件产生反应，还会对心理和生理产生的内源性因素作出反应。

在这个假说中，短期失眠被定义为压力（感知的或实际的）的自然后果。一般来说，在去除外在因素之后，机体应在可塑性和自动性的调整下逐渐回归到正常睡眠。然而，如果此时出现注意力、认知和与睡眠相关的努力等几个因素变化，则会影响到恢复正常睡眠的过程。这个假说的主要优势在于它集中于抑制觉醒的失败，从新的角度分析失眠的发生和发展，将情景性失眠定义为正常生物过程的一部分，而只有失眠障碍才是病理性的。此假说主要的缺点是并没有详细讨论失眠是否可以恢复，以及恢复时机与条件。

（5）高风险假说：威胁感知的高风险假说是 Perlstrom 和 Wickramasekera 于 1998 年通过对躯体形式障碍的研究而提出的失眠假说，核心原理是感知到的威胁会导致高度生理唤醒，从而抑制正常的睡眠过程。此外，唤醒水平是通过 4 种倾向因素相互影响的：对失眠的高度易感性、高度神经质、高压抑性及灾难化倾向。这 4 种特征以 2 种方式相互作用：通过增加对感知到的威胁的敏感程度；通过放大对威胁的共鸣。

这个假说的主要优势是通过详细描述具体情况来阐明短期失眠发生的机

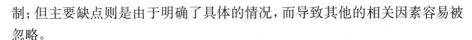

制；但主要缺点则是由于明确了具体的情况，而导致其他的相关因素容易被忽略。

（6）交互式假说：该假说是 Lundh 和 Broman 于 2000 年提出的一个从正常睡眠到失眠障碍的发展假说，核心原理是失眠障碍的发病机制是一种双过程现象。第一个过程（睡眠干扰）与大多数失眠假说类似：失眠是一个高度唤醒的现象。Lundh 和 Broman 进一步指出，高度唤醒水平受到个体倾向的缓慢影响（如由于情绪敏感或在压力性事件之后缓慢形成的低唤醒阈值）。第二个过程为对失眠的主观评估成分，换句话说，患者必须意识到睡眠问题带来的不良后果。另外，完美主义的人格特征在失眠发生发展中的影响也相当重要，因此被纳入评估中。

这个假说的主要优点是反映了正常睡眠到短期失眠的转换，并提供了评估的手段。此外，该假说还为压力反应的个体内部差异提供了解释；缺点则在于并未阐明这两个过程是如何具体相互作用的。

五、失眠障碍的临床评估、诊断和鉴别诊断

1. 临床评估（专家共识） 失眠的临床评估包括主观评估和客观评估，是失眠障碍诊断及鉴别诊断的基础。临床评估最主要的是主诉及现病史，但睡眠是一种主观体验，基于人类感觉和知觉活动的复杂性，可能存在主观体验的睡眠与客观睡眠生理指标不一致，尤其是在鉴别诊断时需要联合客观评估。失眠障碍临床评估及诊断鉴别思路如下（图 2-1）。

（1）主诉及现病史：患者就诊的主要睡眠问题，核心内容包括失眠的特点、伴随日间症状和持续时间，其中持续时间信息尽可能概括病程变化特点，如"间歇性波动、进行性加重"等。现病史需要重点评估失眠症状（入睡困难、易醒、早醒等）、病程、加重缓解因素，尤其第一次发生失眠的背景、表现、演变过程，以对失眠的具体特点作出判断。此外，还应包括夜间其他症状（睡眠呼吸障碍、睡眠运动症状、异态睡眠表现等）、睡眠节律、日间活动和功能、睡前状况及其他可能影响睡眠的因素（躯体疾病、精神障碍、应激事件、家庭和个人因素、女性生理期等），详细完整的现病史可为判断失眠的病因、鉴别诊断和治疗方案提供依据。

1）夜间睡眠相关症状：指在睡眠过程中出现的所有睡眠相关症状，主要包括以下内容。

A. 明确失眠症状的特点，评估是一种或多种失眠症状，如入睡困难、易醒、醒后再入睡困难、早醒、总睡眠时间不足、睡眠质量差、醒后无恢复感等；

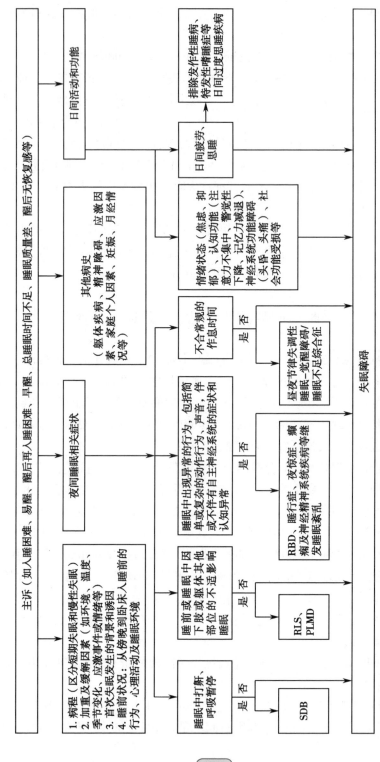

图 2-1　失眠障碍的临床评估及诊断鉴别思路（原创）

SDB.睡眠呼吸障碍；RLS.不宁腿综合征；PLMD.周期性肢体运动障碍；RBD.快速眼动睡眠行为障碍。

明确失眠发生的频率及病程,有助于判断失眠的类型(短期失眠或慢性失眠),以及是否有加重、缓解因素(包括环境、温度、季节变化或应激事件、情绪影响等)。以上病史可为失眠治疗方案的制订提供依据。

B.评估夜间其他睡眠异常导致睡眠紊乱的可能,临床上患者常以失眠为主诉,但真正的原因可能是其他睡眠障碍,包括以下几种:①睡眠呼吸障碍(sleep disordered breathing, SDB):睡眠中打鼾甚至呼吸暂停,导致患者夜间频繁觉醒、多梦、睡眠浅、晨起醒后无恢复感、困倦、思睡等,需要进行多导睡眠监测(polysomnography, PSG)排除;②睡眠相关运动障碍:入睡前或睡眠过程中因下肢或躯体其他部位的不适影响睡眠,活动后缓解,安静时加重,提示可能是不宁腿综合征导致的失眠障碍,如伴有睡眠中下肢规律的不自主运动,需要考虑周期性肢体运动,PSG可帮助诊断;③异态睡眠:睡眠中出现异常的行为,包括简单或复杂的动作(如突然坐起、挥臂、击打、踢腿)、声音(梦话或喊叫)、行为(如下床走动,甚至走出房间或住所以外的地方),自主神经系统的症状(如心率加快、呼吸急促、出汗、皮肤潮红)和认知异常(如短暂性定向障碍、记忆错误),这些异常行为需要结合患者年龄判别是非快速眼动期异态睡眠(睡行症、夜惊)还是快速眼动期异态睡眠(快速眼动睡眠行为障碍),或可能是一些神经精神疾病的夜间症状,通过床伴或室友对症状的描述,结合PSG检查将有助于进行鉴别诊断。

2)睡醒节律:了解患者的日常作息习惯,初步评估睡眠 - 觉醒规律,排除各种睡眠节律紊乱。如睡眠 - 觉醒时相延迟常表现为入睡时间比期待得晚,但睡眠维持和睡眠效率均正常,常见于青少年和年轻人。睡眠 - 觉醒时相提前则表现为早睡、早醒,常以睡眠维持困难就诊,多见于老年人。此外,倒班工作者常出现失眠、睡眠补偿不足,询问病史常有明确的倒班工作情况。睡醒节律的评估可借助睡眠日记或体动记录仪等主客观记录工具。

3)日间活动和功能:日间功能障碍是诊断失眠障碍的必备条件之一,因此询问失眠患者日间活动及功能情况有助于诊断和鉴别诊断。失眠对日间功能的影响包括觉醒状态(EDS、疲劳)、情绪状态(烦躁易怒、低落)、认知功能(注意力不集中、警觉性下降、记忆力减退)、神经功能(头昏、头痛)、社会功能受损等,日间活动的不足也会影响睡眠,导致失眠的严重化和慢性化。需要注意的是,当患者主诉有EDS时,需要谨慎排查是否存在发作性睡病可能,因为夜间睡眠紊乱是发作性睡病核心症状之一,患者很可能以失眠为主诉就诊。

4)睡前状况:睡前状况的评估是指从傍晚到卧床入睡前的行为、心理活动及睡眠环境的全面了解,主要包括患者对睡眠 / 失眠的认知及相关行为特点,评估患者睡前心理状态及情绪,了解睡眠环境,可为失眠的认知行为治疗提供重要依据。许多慢性失眠患者对睡眠过度关注,睡前进行各种准备工作,如提前上床时间、卧床听广播、看电视、玩手机等;对失眠过分担忧、恐惧睡眠,或对睡眠过度期待等。此外,还需要了解患者的睡眠环境,包括卧室的温度、湿度、光照(自然光和灯光)条件,床的面积、舒适度,卧室的外界环境特别是噪声、强光、空气污染等。

5)其他病史(包括躯体疾病、精神障碍、应激因素、妊娠、月经期、围绝经期等):重点了解有无慢性躯体疾病以及近期新发的躯体疾病、精神障碍及治疗情况、药物使用信息等,这是失眠诊断、鉴别诊断和预后评估的重要辅助信息,其中包括以下内容。①躯体疾病:如慢性疼痛、皮肤瘙痒、内科疾病(如甲状腺功能亢进症、风湿免疫疾病)或神经系统疾病(如脑卒中、帕金森病等)常合并失眠障碍,在原发疾病症状改善的同时失眠障碍常可以得到缓解。②精神障碍:如焦虑障碍、抑郁障碍、双相障碍、创伤及应激相关障碍、精神分裂症等,失眠是其常见共病,需要详细问诊。③应激事件:包括是否经历过重大的创伤性事件,如遭遇重大自然灾害、严重事故和个人受伤害事件等,以及事件后患者失眠是否伴有噩梦。④家庭和个人因素:失眠患者的生活和工作情况、家庭成员组成及关系、恋爱婚姻状况,特别是是否存在长期心理冲突的情况,以及工作性质、强度等;性格特点和嗜好,特别是烟、酒、镇静催眠药等精神活性物质的使用,可导致治疗难度显著增加。⑤妊娠、月经情况:对女性失眠患者,还应特别注意评估月经周期、妊娠期或/和围绝经期情况,以及在以上女性生理周期睡眠情况的变化,尤其对妊娠期女性的失眠还需要鉴别不宁腿综合征,围绝经期女性的失眠往往伴有围绝经期相应症状。

(2)**家族史**:家族史的重点是一级亲属的睡眠障碍、精神障碍、严重或慢性躯体疾病史。这对判断患者失眠发生的遗传因素十分重要。

(3)**体格检查、实验室检查和精神检查**:一些常见躯体疾病如高血压、甲状腺功能亢进或减低、脑血管病、癫痫、神经系统退行性疾病(如帕金森病、阿尔茨海默病等)、心血管病、严重肝肾功能损害等,可能是失眠的诱发因素,也可以长期与失眠共病相互影响,因此体格检查和相关的实验室检查是必要的。

精神障碍与失眠的关系更为密切,失眠是抑郁发作、躁狂状态、焦虑状态、物质滥用依赖等的诊断性症状之一,在精神分裂症、人格障碍中也常见,因此精神检查应作为失眠患者的基本检查内容。当非精神科专业医师无法完成系统的精神检查时,或既往有精神疾病史等其他证据提示失眠很可能由某种精神障碍所致,应及时转诊精神专科进行处理。

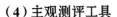

（4）主观测评工具

1）睡眠日记（sleep diary/log）：是一种主观睡眠感的"客观"评估方法。睡眠日记的基本模式是以每天 24 小时为单元，常见的起止时间是早上 8 点到第 2 天早上 8 点，记录活动和睡眠情况，连续记录时间一般要求是 2 周，至少 1 周。睡眠日记能获得患者睡眠状况和昼夜节律的相对准确和客观信息，是评估和分析患者的睡眠质量和睡眠 - 觉醒节律的简便而可信度较高的依据。

2）量表评估：失眠障碍的诊断主要根据临床症状，因此量表有助于全面评估失眠的严重程度、睡眠模式、对睡眠认知及心理情绪状态等。量表的优势是简便快捷，结果直观，但缺陷是效度不够，因此对量表评估结果，还需要结合临床症状合理解释。此外，需要注意量表评估适用的人群，如年龄、文化程度的要求，量表的适用条件、测评要求等。失眠的筛查、辅助诊断和治疗效果评估以及研究过程中，已有多个量表广泛使用，在选择量表时，首先应明确自己的测评目的，其次应清楚量表的信效度，选择适合自己临床应用或科学研究的量表。以下量表是临床乃至科研工作中常用的，供读者参考使用。

A. 睡眠质量评估

a. 匹兹堡睡眠质量指数（Pittsburgh Sleep Quality Index，PSQI）：该量表是全球使用最为广泛的睡眠质量评估工具之一，适用人群包括一般人群和各种特殊人群。评估周期是 1 个月，在作为睡眠质量动态变化评估工具使用时，评估周期也可以缩短为 1 周或 2 周。量表由 23 个题目构成，分为 7 个亚项，包括主观睡眠质量、入睡时间、睡眠时间、睡眠效率、睡眠紊乱、催眠药物和日间功能障碍。一般 PSQI 总分>5 分提示睡眠质量差。

b. 除一些通用的睡眠质量评估量表外，还有很多针对特定疾病的睡眠质量量表，如帕金森病睡眠量表（Parkinson Disease Sleep Scale，PDSS）。

B. 失眠评估

a. 失眠严重程度量表（Insomnia Severity Index，ISI）：可以简便地评估最近 2 周失眠的严重程度。包含 5 个条目，共 7 个问题，每个条目得分范围为 0～4 分，得分越高提示失眠程度越重，0～7 分表示无失眠，8～14 分表示轻度失眠，15～21 分表示中度失眠，22～28 分表示重度失眠[99]。

b. 睡眠障碍评定量表（Sleep Dysfunction Rating Scale，SDRS）：评估最近 1 周失眠的严重程度，基本涵盖失眠常见的症状，并对失眠的严重度进行总体评价。共有 10 个条目，各条目采用 0～4 级评分，评分越高睡眠障碍的严重程度越重[100]。

c. 阿森斯失眠量表（Athens Insomnia Scale，AIS）：评估过去 1 个月失眠严重程度，包含入睡时间、睡眠维持、早醒、睡眠时间、睡眠质量、由于失眠带来的不愉快感及日间功能受损等。该量表共有 8 个条目，简化版 AIS 仅包括前 5 个条目。评分范围从 0（没有问题）到 3（问题显著），完整版总分 24 分，得分越高，失眠越严重，0～3 分表示无睡眠障碍，4～5 分表示可能有睡眠问题，需要寻求治疗，6 分及以上表示失眠需要寻求治疗[101]。

d. 睡眠信念和态度问卷（Dysfunctional Beliefs and Attitudes on Sleep, DBAS）：评估关于睡眠及失眠后果等错误观念或行为的程度。共 31 个题目，每个问题为 1～5 分，分别为非常同意、同意、一般、不同意及非常不同意，总分范围为 31～155 分，分数越高提示患者存在相应的错误信念或行为，失眠慢性化风险较高，更需要进行认知行为等心理治疗[102]。

e. 睡眠习惯量表（Sleep Hygiene Practice Scale, SHPS）：评估不良睡眠卫生习惯与失眠关系的自评量表，内容涵盖睡眠相关焦虑和 / 或条件觉醒相关行为、影响睡眠稳态和节律的睡眠安排、不良睡前进食行为和不良睡眠环境 4 个维度，评估各种情况对睡眠影响程度发生的频率。共包括 30 个条目，从 1 分（从不）到 6 分（总是），总分范围 30～180 分，得分越高，表示存在影响睡眠质量的不良睡眠习惯越多越频繁[103]。

f. 福特应激失眠反应测试量表（Ford Insomnia Response to Stress Test Scale, FIRST）：该量表为自评量表，用来评估个体处于 9 种不同应激情景下失眠的易感程度，反映个体在不同应激下睡眠受到影响的可能性。量表采用 4 分积分法（1～4 分），由"没有"到"重度"，作为区分易感群体和非易感群体的标准。总分范围为 9～36 分，总分≥18 分提示有应激性失眠的易感性，分数越高，易感性越强[104-105]。

C. 睡眠 - 觉醒节律评估：清晨型 - 夜晚型量表（Morningness-Eveningness Questionnaire, MEQ），评估个体的昼夜节律，有 19 条目（MEQ-19）和更简洁的 5 条目（MEQ-5）2 个版本，前一版本是初始版本，可靠度较高，后一版本更简洁，且能满足评估昼夜节律的基本需要[106-107]。MEQ-19 采用时间尺度评分方法时，量表的每个条目评分范围为 1～5 分、0～6 分、0～5 分和 1～4 分，每个条目得分相加获得总分，5 个类型的总分划界范围（中国内地校正）如下：绝对清晨型为 70～86 分，中度清晨型为 65～69 分，中间型为 53～64 分，中度夜晚型为 47～52 分，绝对夜晚型为 14～46 分。

D. 日间思睡评估

a. 艾普沃斯嗜睡量表（Epworth Sleepiness Scale, ESS）：评估最近一段时间日间思睡程度。量表共有 8 个题目，每个题目范围为 0～3 分评分（0 代表"从不瞌睡"，3 代表"高度可能打瞌睡"），总分为 0～24 分，得分越高，反映思睡程度越重。当失眠患者 ESS 总分>10 分时，提示 EDS，应完善评估和必要

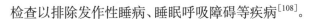

检查以排除发作性睡病、睡眠呼吸障碍等疾病[108]。

b. 斯坦福嗜睡量表（Stanford Sleepiness Scale，SSS）：评估当下思睡程度，主要用于测定 1 天中不同时间段的警觉 / 思睡程度，可对同一患者 1 天中不同时段的警觉 / 思睡程度进行比较，从 1 至 7 中作出选择，其中 1 代表充满活力，清醒和警觉程度最高，7 代表已经不能抵抗困意，马上就能睡着，"×"代表观察到患者已经入睡[109]。

E. 人格特征评估：常用的有艾森克人格问卷（Eysenck Personality Questionnaire，EPQ），明尼苏达多相人格问卷（Minnesota Multiphasic Personality Inventory，MMPI），卡特尔 16 种人格因素问卷（Cattell 16 Personality Factor Questionnaire，16PF）等。

F. 精神情绪评估

a. 情绪评估：常用的有汉密尔顿抑郁量表（Hamilton Depression Scale，HAMD）和汉密尔顿焦虑量表（Hamilton Anxiety Scale，HAMA），抑郁自评量表（Self-Rating Depression Scale，SDS）和焦虑自评量表（Self-Rating Anxiety Scale，SAS），贝克抑郁问卷（Beck Depression Inventory，BDI）和贝克焦虑问卷（Beck Anxiety Inventory，BAI），医院焦虑抑郁量表（Hospital Anxiety And Depression Scale，HAD）以及患者健康问卷（Patient Health Questionnaire，PHQ）等。

b. 精神症状评估：简明精神病评定量表（Brief Psychiatric Rating Scale，BPRS），症状自评量表（Symptom Checklist-90，SCL-90），Zung 氏抑郁自评量表（Zung Self-Rating Depression Scale，ZSDS），杨氏躁狂状态评定量表（Young Mania Rating Scale，YMRS），强迫症状问卷（Obsessive-Compulsive Inventory，OCI），简明精神状态检查量表（Mini-Mental State Examination，MMSE）。

综上，失眠的临床主观症状及量表评估，是失眠诊断及鉴别诊断的基础，也是失眠治疗方案选择、疗效评估的重要依据。

（5）客观测评工具

1）多导睡眠监测（PSG）：是进行睡眠医学研究和睡眠障碍诊断的基本技术，是评价睡眠相关病理生理和睡眠结构的标准方法，是判断清醒或睡眠的客观检查。PSG 常规报告睡眠潜伏时间、总睡眠时间、入睡后清醒时间、觉醒指数、睡眠效率、各期睡眠时间及各期占总睡眠时间的百分比，还应报告睡眠期间发生的呼吸事件、氧减事件、觉醒事件、心脏事件和运动事件[110]。这些参数能够客观地反映睡眠的完整性，区分失眠与睡眠感知错误。需要注意，PSG 应用于临床诊断和疗效评估存在首夜效应、一夜 PSG 难以反映失眠病情变化的严重程度。此外，睡眠质量差的主观感知并不一定能被 PSG 客观数据所支持。最重要的是,原发性失眠可以通过病史、临床表现和问卷确诊,并非必须进行 PSG 评价[33, 111-112]。

虽然失眠障碍的临床诊断并非必须进行 PSG,但是国内外已经广泛报道了失眠患者的 PSG 结果。失眠患者与同龄睡眠良好的对照组相比,PSG 可能存在以下表现:①睡眠潜伏时间延长和 / 或入睡后清醒时间增加、总睡眠时间减少、睡眠效率降低。②睡眠结构改变,宏观上包括 N1 期增加、N3 期减少、R 期减少,觉醒指数增高;微观上包括更少更慢的慢波,更多更快的纺锤波,δ 波能量减少,θ/α 波、σ 波、β 波能量增加[113]。③连续进行 PSG,通常发现卧床时间和起床时间在每夜之间存在着明显差异。④ PSG 可能证实失眠患者睡眠时间往往长于自觉睡眠时长,睡眠潜伏时间和清醒次数也常低于自估量值。⑤应用苯二氮䓬类药物可出现药物梭形波。⑥近期的一些研究提出根据夜间睡眠时间将失眠分为伴客观短睡眠(<6 小时)和不伴客观短睡眠(>6 小时)的失眠。客观睡眠时间不足(<6 小时)的失眠患者更易于存在生物学变化[44]。

这些失眠患者和健康者的客观差异在人群样本中广泛存在,但是难以成为失眠临床主诉和诊断失眠的可靠性诊断标志。这种现象可以通过睡眠的主观和客观测量之间的典型高度差异来解释[114],而且这些 PSG 结果的效应量相当小,无法反映患者的生活质量正在明显降低[115]。世界生物精神病学学会联合会(World Federation of Societies of Biological Psychiatry,WFSBP)指出,PSG 在诊断失眠中的价值仍然很低,并且文献支持不足。但一些 PSG 衍生的参数可能具有未来应用潜力[116]。由于现有治疗失眠的药物针对不同的觉醒调节途径[117],以 PSG 指导何时以及使用何种药物可能具有一定前景。

以下情况建议进行 PSG:①怀疑合并其他睡眠障碍,如睡眠呼吸障碍或睡眠周期性肢体运动障碍的失眠,应该进行 PSG 以确定诊断,治疗后还应复查 PSG 以评估疗效[33, 111, 118-119]。②未确定诊断,或者治疗(行为或药物)无效,或者伴暴力及伤害行为的失眠应该进行 PSG 评价以确定诊断[33, 111, 118]。③临床明确诊断为单纯短期失眠障碍或慢性失眠障碍通常不需要应用 PSG 评价[33, 111, 120]。④痴呆、抑郁、纤维肌痛或慢性疲劳综合征合并失眠与失眠的鉴别通常不需要应用 PSG 评价[33, 112, 120]。

对于出现失眠症状且共存 EDS 的患者,特别是怀疑合并发作性睡病的情况下,可以考虑在夜间 PSG 的基础上,进行日间 PSG 和多次小睡睡眠潜伏时间试验(multiple sleep latency test,MSLT)和 / 或清醒维持测验(maintenance of wakefulness test,MWT)。对失眠治疗依从性良好,但未能表现出足够治疗反应的患者,为排除合并的睡眠障碍也应考虑睡眠监测。

2）多次小睡睡眠潜伏时间试验和清醒维持试验：MSLT 是客观测定入睡倾向和出现睡眠起始快速眼动期（sleep onset rapid eye movement periods, SOREMP）可能性的检查，是临床和科研中评估嗜睡程度最常用的方法。用于发作性睡病的确诊和特发性嗜睡症的鉴别诊断。MSLT 常规报告每次小睡时的开始和结束时间、每次小睡的睡眠潜伏时间、MSLT 的平均睡眠潜伏时间和 SOREMP 次数[120]。

MWT 是客观评价特定时间内维持清醒能力的试验，用于评价过度思睡者的治疗反应。MWT 常规必须报告每次试验开始和结束时间、睡眠潜伏时间、睡眠分期以及 MWT 的平均睡眠潜伏时间[120]。

失眠的 MSLT 表现：①通常显示日间警觉性在正常范围。平均睡眠潜伏时间延长表明可能存在过高警觉或者过度觉醒。近期研究提示日间难以入睡（MSLT 睡眠潜伏时间超过 14 分钟）可能是失眠的客观指标[46]。例如咖啡因所致急性和慢性失眠均存在代谢率和 MSLT 睡眠潜伏时间的明显增加，提示 MSLT 睡眠潜伏时间过长的失眠患者更易于存在生物学变化。②少数失眠患者，特别是老年患者的平均睡眠潜伏时间缩短，提示 EDS，此时应进一步考虑是否存在其他睡眠疾病如 OSA。③合并 EDS 或发作性睡病的失眠患者可以出现 MSLT 平均睡眠潜伏时间缩短，MSLT 前夜 PSG 和 MSLT 中共出现 2 次或 2 次以上 SOREMP。

以下情况建议进行 MSLT 评价和 / 或 MWT 评价：①为明确诊断，合并 EDS 或猝倒的失眠患者应该进行 MSLT 评价，治疗后还应复查 PSG 以评估疗效[121]。②临床明确诊断为单纯短期失眠障碍或慢性失眠障碍通常不需要应用 MSLT 评价[122]。③临床明确诊断为单纯短期失眠障碍或慢性失眠障碍通常不需要应用 MWT 评价。

3）体动监测（actigraphy）：是评估睡眠 - 觉醒节律，确定睡眠形式的有效方法[123]。体动监测的类型、算法和佩戴时间影响结果的准确性。体动监测可以数值和图表的形式反映醒 - 睡模式，估算睡眠潜伏时间、总睡眠时间、清醒次数、睡眠效率等。

失眠的体动监测表现包括以下内容。

A. 通常睡眠潜伏时间延长，清醒次数和入睡后清醒时间增加，总睡眠时间减少，睡眠效率降低。

B. 如果失眠患者清醒状态下长时间安静不动，可能会被记录评定为睡眠时间。

C. 矛盾性失眠患者的总睡眠时间远超过自估值。

D. 昼夜节律相关睡眠 - 觉醒障碍（circadian rhythm sleep-wake disorder,

CRSWD）在体动监测中呈现不同特征：

a．睡眠时相延迟综合征（delayed sleep-wake phase disorder，DSWPD）患者的主要睡眠期（major sleep episode）固定后移。典型的睡眠起始时间（sleep onset time）介于 01：00 至 06：00 之间，觉醒时间（wake time）延迟至接近正午或午后。若被强制唤醒，则导致睡眠时间不足；否则总睡眠时间（total sleep time，TST）通常正常。

b．睡眠时相提前综合征（advanced sleep-wake phase disorder，ASWPD）患者的主要睡眠期固定前移，通常睡眠起始时间提前至 18：00 至 21：00，自发性觉醒时间提前至 02：00 至 05：00。

c．无规律性昼夜节律相关睡眠 - 觉醒节律障碍（irregular sleep-wake rhythm disorder，ISWRD）患者在 24 小时内呈现至少 3 个离散的睡眠期，但 24 小时总睡眠时间与年龄匹配的正常值相当。

d．非 24 小时昼夜节律相关睡眠 - 觉醒节律障碍（non-24-hour sleep-wake rhythm disorder，N24SWD）患者表现为睡眠 - 觉醒周期进行性延迟。

e．倒班相关睡眠障碍（shift work disorder，SWD）患者的主要睡眠期通常出现在日间。

以下情况建议进行体动监测：①失眠包括抑郁相关失眠的昼夜节律变化或睡眠紊乱应进行体动监测，治疗后还应复查体动监测以评估疗效[121, 123]。②昼夜节律相关睡眠 - 觉醒障碍[121, 123]。

需要注意的是，PSG、MSLT、MWT 和体动监测并非失眠的常规检查，但在合并其他睡眠疾病、诊断不明、顽固而难治性失眠、合并暴力行为时应考虑这些辅助方法，以除外潜在的其他睡眠疾病。国内临床实践的相关数据很少，可适当放宽应用指征，获取更多经验和更准确的结论。

此外，以上检查主要在睡眠实验室进行，难以普及。随着技术的发展，可穿戴和家用睡眠监测设备已相继上市。这些设备利用心率计、接触式电极、血氧传感器、光传感器等不同传感器采集信号，为患者提供更便捷的睡眠监测方式。然而，这些新技术的临床价值尚需进一步验证。

2．失眠障碍的诊断和鉴别　根据 ICSD-3-TR，失眠障碍分为：①慢性失眠障碍；②短期失眠障碍；③其他失眠障碍。

孤立症状和正常变异包括：①在床上时间过多；②短睡眠者。

（1）诊断（标准）

1）慢性失眠障碍（ICD-11 编码：7A00）：过去曾用的名称包括原发性失眠、继发性失眠、共病性失眠、睡眠起始和维持障碍（disorder of initiating and maintaining sleep）、儿童行为性失眠（behavioral insomnia of childhood）、入睡

相关障碍（sleep-onset association disorder）、极限设定睡眠障碍（limit-setting sleep disorder）。

以下诊断标准 A～F 必须满足：

A. 患者主诉，或患者父母或照料者观察到患者出现以下一种或多种症状：①睡眠起始困难；②睡眠维持困难；③比预期醒来的时间更早；④在适当的时间不肯上床睡觉；⑤在没有父母或者照料者的干预下难以入睡。

B. 患者主诉，或患者父母或照料者观察到患者因为夜间睡眠困难而出现以下一种或多种夜间睡眠障碍导致的症状：①疲劳或精力不足；②注意力、专注力或者记忆力受损；③社交、家庭、职业或学业等功能损害；④情绪失调或易激惹；⑤主观感到日间困倦；⑥行为问题（比如多动、冲动或攻击性）；⑦驱动力、精力或动力缺乏；⑧易犯错或易出事故；⑨对睡眠不足感到忧虑。

C. 这些睡眠和觉醒的主诉不能完全用不合适的睡眠机会（比如分配给睡眠的时间）或者不合适的睡眠环境（比如环境是否安全、明暗、安静、舒适）所解释。

D. 这些睡眠紊乱和相关的日间症状至少每周出现 3 次。

E. 这些睡眠紊乱和相关的日间症状至少已经持续 3 个月。

F. 睡眠紊乱及相关的日间症状不能单独由另一个现有的睡眠障碍、躯体疾病、精神障碍、药物或物质滥用所引起。

注：慢性失眠障碍的诊断需要注意以下情况（专家共识）

（1）睡眠起始或维持困难或早醒可以发生在任何年龄阶段，抗拒上床睡觉和没有父母或照料者干预难以入睡更多见于儿童和有明显认知障碍的老年人。

（2）评估儿童和青少年的慢性失眠障碍，应该包括儿童患者和其父母或照料者两方面的信息。照料者可能没有儿童睡眠障碍的知识，儿童也没有完全意识到睡眠困难产生的日间后果。老师和校医也可以补充一些日间功能障碍的有用信息。

（3）慢性失眠障碍患者常轮换使用思睡和疲劳这两个词。但日间思睡的慢性失眠障碍患者的 MSLT 没有出现客观思睡现象。

（4）成人慢性失眠障碍的症状发生频率和时限标准不适用于 1 岁内的低龄儿童，应考虑精神发育期的睡眠模式，因为足月婴儿不一定按照预期在夜间睡觉。建议只在儿童达到 6～9 个月时才首次考虑使用 3 个月时限的慢性失眠障碍诊断标准。1 岁内观察到的儿童睡眠觉醒问题不满足 3 个月时限。

（5）有些慢性失眠障碍患者的睡眠障碍可能是反复发作的，每次发作时间持续数周到数年时间,但单次发作都不满足3个月时限。基于这种持续睡眠困难的情况,应该给出慢性失眠障碍的诊断。

(6)存在共病的情况下也不排除独立作出慢性失眠障碍诊断。当共病诱发失眠,而失眠已转化为一个独立、持续存在的疾病时,这时失眠既独立于共病疾病单独存在,又与共病疾病相互影响。如果失眠障碍是仅由于另一个睡眠障碍所致,这种情况不能诊断慢性失眠障碍。如果另一个疾病不被断定为导致失眠的唯一诱因时,这种情况可以单独下慢性失眠障碍诊断和分别进行治疗。

(7)安眠药常规使用者在服药情况下睡眠很好,但存在不用药不能睡眠的担忧时,也应该诊断慢性失眠障碍。

2)短期失眠障碍(ICD-11编码:7A01):又称急性失眠、适应性失眠。

诊断标准A~E必须满足。

A.患者或患者父母、照料者观察到患者出现以下一种或者多种症状:①睡眠起始困难;②睡眠维持困难;③比期望的起床时间更早醒来;④在适当的时间不肯上床睡觉;⑤难以在没有父母或者照顾者的干预下入睡。

B.患者或患者父母、照顾者观察到患者因为夜间睡眠困难而出现以下一种或者多种症状:①疲劳或缺乏精力;②注意力、专注力或者记忆力下降;③社交、家庭、职业或学业等功能损害;④情绪失调或易激动;⑤主观感到日间瞌睡;⑥行为问题(比如多动、冲动或攻击性);⑦驱动力、精力或动力缺乏;⑧易犯错或易出事故;⑨对自己的睡眠不足感到忧虑。

C.这些睡眠和觉醒的异常不能完全被不合适的睡眠机会(比如分配给睡眠的时间)或者不合适的睡眠环境(比如环境是否安全、明暗、安静、舒适)所解释。

D.这些睡眠困难和相关的日间症状持续时间不足3个月。

E.睡眠紊乱及相关的日间症状不能单独由另一个现患的睡眠障碍、躯体疾病、精神障碍、药物或者物质滥用所引起。

短期失眠障碍与慢性失眠障碍有共同的症状(夜间睡眠主诉和日间症状),两者的主要区别是慢性失眠障碍的症状持续时间需要满足3个月及以上,频率需要满足每周3次及以上,短期失眠障碍的症状持续时间不足3个月,也没有频率要求。

注:短期失眠障碍的诊断需要注意以下情况(专家共识)

(1)入睡或睡眠维持困难或早醒可以发生在任何年龄阶段,抗拒上床睡觉和没有父母或照料者干预难以入睡更多见于儿童和有明显认知障碍的老年人。

(2)在儿童和青少年的短期失眠障碍评估时应该包括儿童患者和其父母

或照料者两方面的信息。照料者可能没有儿童睡眠障碍的知识，儿童也没有完全意识到睡眠困难产生的日间后果。

（3）短期失眠障碍患者常轮换使用思睡和疲劳这两个词，主观日间思睡的评估需要区分这两个症状。

（4）多数情况失眠的症状与突发悲伤情绪、疼痛、压力有关。

（5）安眠药常规使用者在服药情况下睡眠很好，但存在不用药不能睡眠的担忧时，也应该诊断短期失眠障碍。

（6）考虑发育因素，与慢性失眠障碍一样，6个月以内婴儿不应该考虑短期失眠障碍诊断。

失眠障碍的诊断流程参见图2-2。

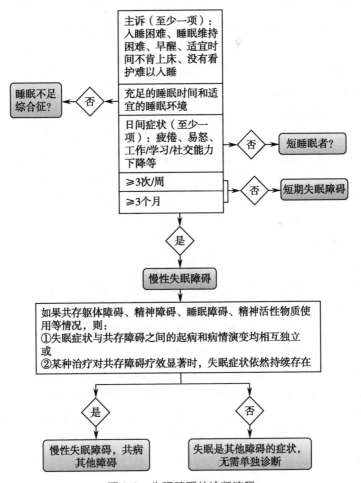

图2-2　失眠障碍的诊断流程

（引自：张斌. 中国失眠障碍诊断和治疗指南. 北京：人民卫生出版社，2016.）

（2）失眠障碍的鉴别诊断（专家共识）：失眠的鉴别需要比较系统的诊断思路，首先根据年龄、性别、病程、睡眠卫生习惯、失眠主诉的特征、已知或潜在的未知疾病对失眠障碍的影响、伴随的症状演变等，来确定是失眠障碍还是继发于其他障碍的失眠障碍。这包括系统性疾病导致的失眠或各种睡眠障碍导致的失眠；失眠患者也可能同时伴发其他疾病，需要区别其他疾病是失眠的病因还是共病。

1）与其他睡眠障碍的鉴别诊断（专家共识）

A. 睡眠呼吸障碍（sleep disordered breathing, SDB）：睡眠过程中出现打鼾、反复出现呼吸暂停、憋气等现象，醒后常感疲劳或无恢复感，日间易出现头晕、头痛、EDS 或记忆力减退等，多见于中年肥胖男性患者。睡眠呼吸障碍患者也常伴发高血压病、冠心病、心肌梗死、心律失常等，伴发高血压者给予降压治疗效果不佳。睡眠呼吸障碍患者由于反复出现夜间憋气而导致夜间睡眠片段化，无法进入有效深睡眠，患者常常感觉夜间睡眠差，日间容易困倦。PSG 能记录到典型的睡眠呼吸暂停低通气事件，伴有呼吸相关的觉醒事件，片段化睡眠可以帮助鉴别。

B. 不宁腿综合征（restless legs syndrome, RLS）：主要表现为夜间睡眠时或安静状态下，肢体尤其下肢出现极度的不适感伴有强烈的想活动肢体的欲望，迫使患者不停地活动下肢或下地行走，当患者一旦返回到休息状态时症状会再次出现，并因此严重干扰睡眠，导致入睡困难、睡眠中觉醒次数增多等，长期腿部不适可导致睡眠时相延迟或慢性睡眠剥夺。因此不宁腿综合征也是慢性失眠障碍患者常见的病因。但不宁腿综合征患者有特殊的症状，常伴发周期性腿动，继发性不宁腿综合征患者常与贫血、孕妇、慢性肾功能不全或抗抑郁药物使用等相关。不宁腿综合征还需要与焦虑症、帕金森病的静坐不能等共病的失眠相鉴别。不宁腿综合征特征性的临床主诉，或阳性家族遗传史，或 PSG 发现入睡潜伏期延长、睡眠觉醒次数增多、伴周期性肢体运动指数明显增高（>5 次/h）可用以鉴别。本病对多巴制剂治疗有效。

C. 周期性肢体运动障碍（periodic limb movement disorder, PLMD）：指在睡眠中出现周期性的、反复发作的、高度刻板的肢体运动，患者对睡眠中的周期性肢体运动现象并未察觉，而常常被同睡者发现，患者常感睡眠不足或醒后无恢复感，日间也可表现 EDS 现象，PLMD 也是慢性失眠障碍常见的病因。PSG 对该病有诊断价值。在胫前肌肌电图上可以记录到肌肉重复地收缩，并伴有肢体活动相关的微觉醒，每次持续 0.5～10 秒，至少连续出现 4 次可帮助诊断。

D. 昼夜节律相关睡眠 - 觉醒障碍（CRSWD）：包括睡眠时相延迟综合

征（DSWPD）、睡眠时相提前综合征（ASWPD）、非 24 小时昼夜节律相关睡眠 - 觉醒节律障碍（N24SWD）、无规律性昼夜节律相关睡眠 - 觉醒节律障碍（ISWRD）。DSWPD 与内源性睡眠生物钟延迟有关，当试图比延迟的内源性生物钟设置的时间提前睡眠时会表现入睡时间延长，与慢性失眠障碍不同，CRSWD 的睡眠时间比预期推迟 2 小时以上，但没有入睡困难，每天睡眠的时间基本一致，能保持 24 小时睡眠觉醒周期，总睡眠时间及质量正常。CRSWD 睡眠起始困难是持续性的，常伴有日间困倦。

慢性失眠障碍的睡眠维持困难应该与 ASWPD 相鉴别，后者多见于中老年人，主要睡眠时间较预期的作息时间提前数小时。常主诉午后晚些或傍晚持续性不可抵抗的睡意和清晨失眠，严重影响夜间活动安排。但每天的睡醒时间相对稳定。总睡眠时间和质量正常。

各种原因导致睡眠觉醒周期时间发生变化，可表现为睡眠觉醒周期提前或延迟，如果按照社会公共作息时间运行时则呈现入睡困难或早醒，但总睡眠时间不少于 6 小时。因此通过睡眠日记、MEQ、检测昼夜褪黑素分泌、核心体温变化规律、24 小时体动记录检查连续记录患者睡眠 - 觉醒周期变化可帮助诊断。若采用自然睡眠的记录方法时，PSG 所记录的睡眠时间和睡眠周期正常。这些特征均有助于与慢性失眠障碍相鉴别。此外，CRSWD 患者有时因工作学习不得不遵照公共作息规律提前终止睡眠时，而同时出现睡眠不足。

E. 主观性失眠：又称为矛盾性失眠（paradoxical insomnia），在失眠患者中并不少见，患者往往自身感觉的睡眠时间与实际睡眠不相符，甚至夸大失眠主诉，且增加镇静药物剂量也不能缓解。PSG 监测睡眠时间和睡眠效率与患者睡眠日记所记录的时间有明显的差异。

F. 睡眠不足综合征（insufficient sleep syndrome）：一些人因为日间过于严苛的要求，安排事件过多，或者因为夜间想参与社会活动，而凭意志来延迟自己的睡眠时间，导致日间思睡、疲倦，结果夜间睡眠减少。然而，当允许他们有足够的时间来进行睡眠时，他们入睡和睡眠时间是正常的。而慢性失眠障碍患者拥有日常合适充足的睡眠时间，依旧倾向于多次夜醒和睡眠时间不足。与睡眠不足综合征不同，慢性失眠障碍患者通常不会有过度日间睡眠和无意识的日间思睡现象。

G. 发作性睡病：许多发作性睡病有夜间睡眠障碍，主要表现为睡眠连续性中断，频繁觉醒，但入睡不困难，发作性睡病还常伴有明显的 EDS、猝倒、入睡幻觉和睡瘫症状，而慢性失眠障碍患者只有入睡和睡眠维持困难。可以通过睡眠监测加以鉴别。

H. 短睡眠者：属正常睡眠的变异，尽管睡眠时间不足 6 小时，没有因为失眠所导致的醒后无恢复感和日间功能障碍等。

2）与躯体疾病和精神障碍等的鉴别诊断（专家共识）：失眠可以作为独立疾病存在（失眠障碍），也可以与躯体疾病、精神障碍、另一种睡眠障碍或物质滥用同时存在（共病性失眠障碍）或是其他疾病的症状之一。在诊断失眠时需要区别是单纯的失眠障碍、共病性失眠障碍或失眠症状。确定失眠诊断的过程中需要进行系统的病史询问、体格检查、失眠相关临床检查以明确失眠的病因和共病障碍。

A. 躯体疾病：各种躯体疾病都可能存在失眠症状或者共病失眠障碍，主要包括神经系统疾病（脑卒中、老年痴呆症、帕金森病、癫痫、头痛、脑外伤、慢性疼痛综合征、神经肌肉疾病），内分泌疾病（甲状腺功能减退症、甲状腺功能亢进症、糖尿病），心血管系统疾病（心绞痛、充血性心力衰竭、心律失常），呼吸系统疾病（COPD、肺气肿、哮喘、喉痉挛），消化系统疾病（胃食管反流、消化性溃疡、胆石症、溃疡性结肠炎、肠易激综合征），泌尿生殖系统疾病（尿失禁、良性前列腺增生、夜尿、遗尿、间质性膀胱炎），肌肉骨骼疾病（类风湿关节炎、骨关节炎、纤维肌痛综合征、干燥综合征、脊柱后凸），生殖系统疾病（更年期综合征、月经紊乱）。系统的病史回顾、体格检查及相关实验室检查有助于鉴别。

B. 精神障碍：各种精神障碍都可能存在失眠症状或者共病失眠障碍。失眠共病抑郁障碍的患者可表现情绪低落、兴趣减退、精神活动迟滞等核心症状，失眠共病双相障碍患者可出现抑郁和躁狂症状；失眠共病焦虑障碍包括广泛性焦虑，惊恐发作，创伤后应激障碍等患者除了有典型的焦虑、恐惧、担心，常伴有心慌、呼吸加快等自主神经症状。失眠共病强迫谱系障碍患者具有反复的思维和行为；精神分裂症，分裂情感性障碍，儿童和青少年常见的 ADHD；其他精神障碍还包括适应障碍，人格障碍等也是失眠最常见的原因，针对慢性失眠障碍患者进行系统的精神专科检查，相关量表评估有助于鉴别。

C. 精神活性物质或药物：抗抑郁药物，中枢兴奋类药物（咖啡因、哌甲酯、苯丙胺及衍生物、麻黄碱及衍生物、可卡因），肾上腺素受体激动药物（伪麻黄碱、去氧肾上腺素、苯丙醇胺），心血管药物（β 受体拮抗剂、α 受体激动剂和拮抗剂、利尿剂、降脂药），麻醉性镇痛药（羟考酮、可待因、右丙氧芬），平喘药（茶碱、沙丁胺醇），长期大量饮酒等均可诱发失眠。了解失眠患者的生活方式、药物应用史有助于鉴别。

综上所述，常见与睡眠障碍共病的疾病几乎涉及全身各个系统（表 2-2）。共病疾病可能会促使睡眠障碍发生、慢性化或者恶化。而睡眠障碍也可能是共病疾病发作或者恶化的信号。因此尽早识别、诊断和治疗失眠障碍的共病，对于慢性失眠的治疗非常重要。

表2-2 失眠障碍共患的常见疾病和/或症状

系统	常见疾病和/或症状
睡眠障碍	睡眠呼吸障碍、不宁腿综合征、发作性睡病、周期性肢体运动障碍、昼夜节律相关睡眠-觉醒障碍、异态睡眠、睡眠磨牙症
精神障碍	抑郁障碍、焦虑障碍、双相情感障碍、强迫性障碍、创伤后应激障碍、精神分裂症、注意缺陷多动障碍、心理适应失常、人格障碍
神经系统	脑血管病、痴呆、帕金森病、癫痫、头痛、脑外伤、周围神经及肌肉病
心血管系统	高血压、冠心病、心律失常、心绞痛、心力衰竭、心肌炎
呼吸系统	鼻炎、鼻窦炎、喉痉挛、支气管炎、支气管哮喘、慢性阻塞性肺疾病、肺气肿、呼吸衰竭
消化系统	返流性食管炎、消化性溃疡、胆囊炎、胆石症、结肠炎、肠易激综合征
泌尿系统	肾炎、肾病、肾功能不全、尿毒症、尿石症、前列腺增生、膀胱炎、尿失禁、夜尿症、遗尿
内分泌系统	甲状腺功能亢进症、甲状腺功能减退症、库欣综合征、糖尿病
免疫系统	风湿性关节炎、骨关节病、纤维肌痛综合征、干燥综合征
生殖系统	围产期综合征、围绝经期综合征、月经紊乱
其他	物质使用障碍

六、失眠障碍的治疗

1. 适应证

（1）慢性失眠障碍：需要进行规范性治疗。

（2）短期失眠障碍：往往可以找到相关的诱发因素，去除这些诱因可使部分患者睡眠恢复正常，但仍有一部分患者会转为慢性失眠障碍。由于失眠具有慢性化、复发性的特点，所以对于短期失眠障碍患者需要进行积极治疗。早期进行心理行为干预和/或药物治疗，对于防止短期失眠障碍转化为慢性失眠障碍非常重要。

2. 总体目标和具体目标

（1）总体目标：①增加有效睡眠时间和/或改善睡眠质量；②减少失眠相关性日间功能受损；③减少或消除短期失眠障碍向慢性失眠障碍转化；④预防或减轻与失眠相关的躯体疾病以及与精神障碍共病的风险；⑤尽可能避免药物干预带来的负面影响。

（2）具体目标：①去除诱发失眠的因素可使部分患者睡眠恢复正常。

②改善睡眠后达到的具体指标,如总睡眠时间>6 小时;睡眠效率>80%～85%;入睡潜伏期<30 分钟;入睡后觉醒时间<30 分钟;入睡后觉醒次数<3 次等。③在床与睡眠之间建立积极的明确的联系。④改善失眠相关性日间功能受损,如精力下降、注意或学习困难、疲劳或躯体症状、情绪失调等。⑤改善与失眠相关的心理行为学问题,如灾难化思维、思维反刍、焦虑、抑郁等。⑥注意药物的不良反应、不同药物之间的相互作用,以及对其他疾病的影响。

3. 持续性评估

(1)失眠障碍治疗过程中,一般需要每个月进行一次门诊随访,评估临床症状的变化,增加药物和 CBTI 治疗的依从性。

(2)治疗过程中,每 6 个月或症状复发时,需要对患者睡眠情况进行全面评估。内容包括主观性评估(临床症状、睡眠日记、量表评估等),客观性评估(体动记录仪、PSG 检查等)和治疗依从性评估(药物治疗、心理治疗、物理治疗)。全面评估有助于分析治疗效果和指导制订下一步治疗方案。

(3)进行一种治疗方法或者联合治疗方法无效时,应注意重新进行病因筛查与其他共存疾病的评估,借此调整或者更换其他心理行为疗法、药物疗法与联合疗法。

(4)药物治疗中止 6 个月后需要重新进行评估,因为中止药物 6 个月后是失眠障碍复发的高发期。

失眠障碍的治疗流程参见图 2-3,以下将分别论述失眠障碍的心理治疗、药物治疗、中医药治疗、物理治疗,以及综合治疗等内容。

4. 心理治疗

(1)概述及目标:心理治疗的目标是转变患者对失眠和睡眠的不良认知及行为习惯,增强内稳态系统在夜间的睡眠驱动力,巩固昼夜节律系统规律的睡眠 - 觉醒周期,降低生理和心理性过度觉醒以及对睡眠的焦虑,增强自我控制失眠障碍的信心,最终改善睡眠。具体目标如下。

1)确认促使失眠障碍持续化的不适宜行为和认知错误。

2)让患者了解自己对失眠的错误认知,并重塑有助于睡眠的认知模式。

3)使用特定的行为方法来消除努力入睡和增加的觉醒次数之间的关系。尽量减少觉醒后赖床的时间,同时加强床、放松及睡眠之间的积极联系。

4)形成一种规律的睡眠 - 觉醒时间表,健康睡眠习惯和良好的睡眠环境有利于重塑睡眠生理周期,增加日间的睡眠驱动力。

5)使用其他心理学干预和行为学方法来消除常见的心理生理性觉醒和对睡眠的焦虑。

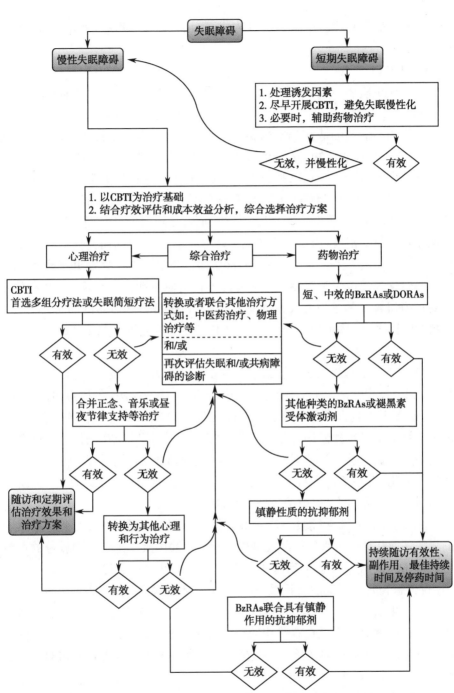

CBTI. 失眠认知行为治疗；BzRAs. 苯二氮䓬受体激动剂；DORAs. 食欲素双受体拮抗剂。

图 2-3　失眠障碍的治疗流程

（改编自：张斌. 中国失眠障碍诊断和治疗指南. 北京：人民卫生出版社，2016.）

针对失眠的心理治疗,以 CBTI 为代表,还包括正念疗法、音乐疗法、催眠疗法等。

（2）CBTI

1）CBTI 概述:CBTI 是将认知治疗和行为治疗二者的内涵有机地结合在一起,形成针对失眠的认知和行为治疗。它通过一系列方法转变患者对睡眠和失眠的不恰当的认知(观念、信念、态度、想法)以及不良的行为习惯,用健康、恰当、有效的认知和行为将其取代,从而达到改善睡眠的目的。CBTI 的有效性在各年龄段中均已被证实,尤其是对于成年慢性失眠障碍患者[124]。CBTI 可减轻失眠严重程度,缩短睡眠潜伏时间,减少入睡后清醒时间,提高睡眠质量和效率,且无明显不良反应[125]。研究显示,CBTI 对慢性失眠障碍的短期疗效与药物相当,而长期疗效优于药物治疗[126]。纵向研究显示,CBTI 的效果可持续长达 2 年[127]。CBTI 还可缓解短期失眠障碍[128-129],并预防短期失眠障碍转化为慢性失眠障碍[130]。CBTI 不仅对原发性失眠有效,对躯体疾病或精神障碍合并的继发性失眠亦有效,并且在缓解失眠障碍的同时,对合并的精神障碍也有积极的治疗效果[124]。CBTI 在卫生经济学方面具有良好的成本效益[131]。

2）CBTI 的方法:CBTI 涵盖了多种认知和行为干预技术,包括睡眠卫生教育、刺激控制疗法、睡眠限制疗法、放松训练、认知疗法、矛盾意向疗法等。其中,睡眠卫生教育是各种疗法的基础,刺激控制疗法、睡眠限制疗法、放松训练是被证实可单独使用有效的行为治疗方法,矛盾意向疗法是一种特殊的认知治疗方法。将上述多种疗法进行组合,则形成多组分疗法;将多组分疗法进行简化,并主要包含行为治疗部分,则称为失眠简短疗法。此外,最新提出的强化睡眠再训练,也被纳入到 CBTI 的方法之中[6]。

A. 睡眠卫生教育**（弱推荐,A 级证据）**:不良的生活、睡眠习惯以及不佳的睡眠环境往往是失眠发生与发展中的潜在危险因素。睡眠卫生教育的主要目的是帮助失眠患者意识到这些因素在失眠障碍的发生与发展中的重要作用,找出患者的不良生活与睡眠习惯,询问患者的睡眠环境,从而帮助患者建立良好的生活、睡眠习惯,营造舒适的睡眠环境。目前尚没有足够的证据证明单独运用睡眠卫生教育有确切的疗效,睡眠卫生教育需要与其他心理行为治疗方法同时运用。但是该疗法被推荐作为所有成年失眠患者最初的干预措施,以成为联合其他疗法的基础[6, 15, 132]。

B. 刺激控制疗法**（强推荐,A 级证据）**:此方法基于经典条件反射的原理。失眠患者的睡眠紊乱往往导致患者产生沮丧、担忧等不良情绪,并采取赖床等方式来试图继续入睡或缓解疲乏。但是卧床时过多的觉醒状态,使大脑产生了床与觉醒而不是睡眠的消极联系。刺激控制疗法通过减少卧床时的觉醒时间来消除患者存在的床和觉醒、沮丧、担忧等这些不良后果之间的消极联系，尽量使患者在卧床时大部分时间处于睡眠状态，从而重建一种睡眠与床之间积极明确的联系以使得患者迅速入睡，同时严格执行规定的睡眠作息以促使稳定睡眠 - 觉醒时间表的形成。刺激控制疗法是 CBTI 中最有效的、可以单独运用的疗法之一，在临床上也经常与睡眠限制疗法联合使用[6, 15, 132-133]。

C. 睡眠限制疗法**(强推荐，A 级证据)**：失眠患者往往企图用增加卧床时间来增加睡眠的机会，或通过卧床来缓解日间的疲乏、精力不足，而这往往使患者睡眠质量进一步下降。这一疗法通过睡眠限制缩短了夜间睡眠的卧床时间，增加了睡眠的连续性，直接提高了睡眠效率，并且通过禁止白日的小睡，增加日间的睡眠驱动力。同时因为有了固定的睡眠觉醒时间，睡眠的生理周期也得到了调整与巩固。当睡眠持续性得到改善时，睡眠时间限制被适当放松，以便患者能够通过睡眠得到充分休息，同时为新出现的睡眠持续做准备。这一疗法的目的并不是为了提高睡眠总时间，而是为了达到改善睡眠持续性以及提高睡眠质量的目的，并且这一疗法和刺激控制疗法的目的一致，都是通过尽可能缩短在床上的觉醒时间，来达到重建床和睡眠之间联系的目的。睡眠限制疗法也是 CBTI 中单用有效的疗法之一，在临床上常与刺激控制疗法联合使用[6, 15, 124, 132]。

D. 放松训练**(强推荐，A 级证据)**：失眠患者因为对睡眠过度担忧而在睡眠时表现出过度觉醒和紧张的情绪，而这些情绪又可能导致患者难以入睡或夜间频繁觉醒。放松训练可以缓解上述因素带来的不良效应，其目的是降低失眠患者睡眠时的紧张与过度觉醒，从而促进患者入睡，减少夜间觉醒，提高睡眠质量。该疗法适合夜间频繁觉醒的失眠患者。放松训练包含多种技术手段，常用的有主要针对躯体觉醒的腹式呼吸、渐进性肌肉放松、自生训练，以及主要针对认知觉醒的意象引导训练等[8]。治疗师可以根据患者的觉醒表现类型以及简单易学的原则，为其选择最适合的技术。患者初期应在专业人士指导下进行放松训练，并应坚持每天练习 2～3 次，练习环境要求整洁、安静，通常先在日间练习，熟练后方可在睡前进行练习。放松训练可作为独立的干预措施用于失眠治疗，也可与 CBTI 的其他行为疗法和 / 或认知治疗联用[6, 15, 132]。

E. 认知疗法**(弱推荐，A 级证据)**：失眠患者常存在各种针对失眠和睡眠不恰当的认知，会增加对失眠和睡眠的过分恐惧、担忧等焦虑情绪，诱发过度觉醒，并且引发不良的行为习惯（如长时间卧床），反而会使睡眠进一步恶化，而失眠的加重又反过来影响患者的不良认知和负面情绪，两者形成恶性循环。认知疗法着力于帮助患者认识到自己对于睡眠的错误认知，以及对失眠问题的非理性信念与态度，并通过一系列认知重建的手段将其转变，使患者重新树立起关于睡眠的积极、合理的认知，从而减少不良认知所带来的焦虑情绪、过度觉醒及不良行为习惯，从而达到改善睡眠的目的。认知重建是认知疗法的核心，主要包括3个步骤：①确定患者针对失眠和睡眠的不恰当认知；②指出并挑战患者的不恰当认知；③用积极、合理的认知取代不恰当认知。认知重建并非完全否定患者原有的信念，而是引导和鼓励患者学会从不同的角度去看待问题。可采用心理教育、苏格拉底式提问、思维记录、行为试验等多种手段进行认知重建[133]。与行为疗法相比，认知疗法起效较慢，但效果更加持久。认知疗法常与行为疗法联用以增强疗效[124]。

F. 矛盾意向疗法（**弱推荐，B 级证据**）：这是一种特殊的认知疗法，主要针对入睡困难型失眠。失眠患者由于害怕无法入睡，容易将注意力过度集中在睡眠上，使得睡眠这个原本是被动的、自发的过程，变成了一个有意的过程，引发了睡眠努力。这种增强的针对睡眠的注意力、意图和努力抑制了睡眠相关的去觉醒，反而使失眠持续下来。矛盾意向疗法则要求患者在上床后尽可能长时间保持清醒。通过这种反向引导，使患者有意地进行他们所害怕的举动（保持清醒），从而减少了患者对睡眠的过度关注（注意力）、意图和努力，也减轻了对无法入睡的焦虑，反而使患者放松下来，不再处于必须入睡的压力之中，最终变得更容易入睡。然而，由于多数失眠患者不只存在入睡困难，因此可能限制了这种疗法的应用[6, 133]。

G. 多组分疗法（**强推荐，A 级证据**）：在实施 CBTI 的过程中，最常见的是将刺激控制疗法、睡眠限制疗法、睡眠卫生教育、认知疗法、放松训练等多种方法组合在一起，形成多组分 CBTI。针对不同的患者，治疗师可以将各种方法进行不同的组合，但通常至少会包含刺激控制疗法和睡眠限制疗法。在整个治疗过程中，根据患者的睡眠日记所获取的信息来推进治疗，通常每周进行 1 次访谈，共 4～8 次。多组分疗法非常有效，即使是在其他疾病合并失眠的患者中也同样有效而持久[6, 15, 132-133]。

H. 失眠简短疗法（brief therapy for insomnia，BTI）（**强推荐，A 级证据**）：是一种简化的多组分疗法，通常包括 1～4 次治疗，主要强调 CBTI 的行为治疗部分。具体内容包括针对睡眠调控、影响睡眠的因素、促进或干扰睡眠的行为等方面的睡眠卫生教育，并利用刺激控制疗法和睡眠限制疗法，结合患者治疗开始前的睡眠日记，为其定制行为治疗方案。BTI 有时还包含简短的放松训练或认知疗法。BTI 的优点是结合了 2 种 CBTI 中最有效的行为疗法，效果肯定，适用于在认知疗法方面经验或培训较少的治疗师，并且省时省力[6, 133]。

I. 强化睡眠再训练（**弱推荐，B 级证据**）：这是一种近期提出的疗法，旨在增强内稳态系统的睡眠驱动力,以减少入睡困难和睡眠状态的错误感知。在治疗开始的前一晚,将患者的卧床时间限制在 5 小时内。治疗当天,患者需要 24 小时内在睡眠监测室中,在有利于睡眠的环境下,以每 30 分钟为单位尝试入睡。如果入睡,则在 3 分钟后被唤醒,并保持清醒状态,直至下一次 30 分钟的试验。在每一次睡眠机会中,都会向患者反馈是否入睡。该疗法较新,尚需进一步的研究来证实其有效性[6]。

3）CBTI 的模式

A. 个体 CBTI: CBTI 的经典模式为一对一、面对面的访谈,称为个体 CBTI,通常每周 1 次,每次 30～60 分钟,共 4～8 次。个体 CBTI 的内容通常建立在多组分 CBTI 的基础上,并根据患者的实际情况,个性化地安排治疗方案,包括治疗次数、治疗重点和各种疗法的次序等。个体 CBTI 的优势在于能够个性化、精准化地解决患者的实际问题,尤其是对于病情复杂、存在共病的患者。但其缺点是效率偏低,一位治疗师一次只能治疗一位患者,并且受到时间和空间的限制。

B. 团体 CBTI: 也是一种面对面的访谈形式,但变为“一对多”或“二对多”的团体治疗形式,团体成员通常设定为 5～8 人,每次 60～90 分钟,共 6～8 次。团体 CBTI 的内容较个体 CBTI 更加结构化,且效率较高,还能通过团体成员之间的互动和团体的动力而促进疗效,可达到与个体 CBTI 类似的效果。然而其缺点是内容相对固定、缺乏个性化,并且仍然受到时间和空间的限制。

C. 数字化 CBTI: 传统的个体和团体 CBTI 均为面对面的形式,对治疗师的水平和经验要求较高,且受时间和空间的限制较大,加之近年来信息技术和网络的不断发展,数字化 CBTI（digital cognitive behavioral therapy for insomnia, dCBTI）应运而生。它通过网络形式,将 CBTI 的内容借助智能终端设备（如手机等）传递给患者。根据治疗师参与程度的不同,dCBTI 可进一步分为支持式、(治疗师)引导式和自助式。在支持式 dCBTI 中,在线的内容相对简单,主要起支持和辅助的功能,同时需要治疗师给予线下或线上的干预。在(治疗师)引导式 dCBTI 中,治疗内容主要通过技术平台进行排序并与患者进行交流,平台也可以具备一定程度的自动化,而治疗师只起支持的作用。自助式 dCBTI 则采用更复杂的算法将治疗内容传递给患者,并通过交互和定制功能来实现更好的用户参与和体验,且无需治疗师的任何支持[133]。

研究表明,dCBTI 与面对面 CBTI 的治疗效果相当或接近,但依从性偏低。然而,治疗师在一定程度上的参与可以提高 dCBTI 的疗效和患者的依从性[124]。dCBTI 的优势是大大降低了治疗成本,不再受到时间和空间的限制;

缺点是个性化不足，对患者的问题可能难以及时反馈，并且在使用智能设备有困难的患者中较难开展。

（3）其他心理治疗：除 CBTI 外，正念疗法、音乐疗法、催眠疗法也用于失眠障碍患者的心理治疗中，已有部分研究证实其有效性，但尚待进一步更加严格设计的研究来证实[15, 132]。

1）**正念疗法（弱推荐，B 级证据）**：是冥想的一种形式，强调对个体的思想、情绪或体验进行高度、完全觉知的非评判状态。正念疗法通常以团体形式进行。首先向患者讲述正念主要原则（觉知当下、自我接纳、不抵抗等）并进行结构化的训练，此后需要患者在家中自行练习。失眠患者在睡前常常存在过度觉醒和思维反刍，从而加重对睡眠的焦虑情绪，形成恶性循环。而正念练习可以减少上述思维反刍，从而打破恶性循环，改善睡眠。与其他行为疗法相比，正念疗法需要更多的时间投入，但也更适合夜间频繁觉醒、醒来时间过长的患者。在临床上，正念疗法通常与刺激控制疗法、睡眠限制疗法及睡眠卫生教育联合使用[6, 133]。

2）**音乐疗法（弱推荐，B 级证据）**：轻柔舒缓的音乐可以使患者交感神经兴奋降低，焦虑情绪和应激反应得到缓解，另外音乐疗法也有着将患者的注意力从难以入眠的压力中分散出来的作用，这可以促使患者处于放松状态从而改善睡眠。用于治疗的具体音乐的选择需要考虑到不同人群的特点，包括患者的年龄、音乐偏好、音乐素养、文化背景等因素。该疗法适用于因过度紧张、焦虑而难以入眠者。

3）**催眠疗法（弱推荐，B 级证据）**：通过暗示，可唤起患者潜意识中的某些特殊体验、经历或行为。它可以增加患者放松的深度，并通过放松和想象的方法减少与焦虑的先占观念有关的过度担忧以及交感神经兴奋。催眠过程包括通过专注于躯体的想象以减少生理觉醒、想象愉悦的场景引起精神放松、想象中性物体来分散注意力等各种类型。经过专业人士训练的患者可以独立实施该疗法。

4）**昼夜节律支持（circadian rhythm support，CRS）（弱推荐，B 级证据）**：可以通过光疗、穿戴睡眠追踪器、昼夜节律调整应用程序等方法稳定和调整昼夜节律。相关研究发现 CRS 可以改善睡眠质量、缓解抑郁及促进整体健康[134-136]。

（4）心理治疗的临床应用：对临床医师而言，当第一步应用某种 CBTI 的方法无效时，应选择 CBTI 中的其他方法或其他心理治疗的方法，合理考量是否进行安眠药物的联用，或者确认患者是否有其他未知的共患疾病，都是下一步诊疗的考虑方向。

心理治疗师和对心理治疗拥有丰富经验的临床医师对失眠障碍的心理治

疗有着不同角度的见解。同样，不同的临床医师会采用不同的治疗模式（个体或者团体）和不同的治疗周期（如每1～2周为一个疗程）。这些疗法最好由经过专业培训的心理治疗师或临床医师来执行。对于没有经过专业训练的临床医师而言，要求患者严格地执行睡眠限制疗法等行为疗法在实践中或许会有些困难，而且对于不能够很好地执行行为疗法的患者，CBTI未必适合。在这种情况下，提供一些基于CBTI原则的简短行为建议是可行的。除了提供基本建议，最好还提供一些基本原理让患者理解它是如何工作的。有时因为门诊时间、地域等限制，临床医师或许并不能详细地和患者进行充分地宣教与交流，也难以严格完成完整的疗程，可以考虑分发患者自助手册（参见附录），让患者自我学习。

临床医师应该在把握各种疗法原则的情况下，和患者进行简单的商议，依据患者的自身情况，灵活地选择具体的心理治疗方法和模式（面对面或网络等）。治疗之初，临床医师就应该帮助患者树立自己能够控制失眠的信心，增加患者对治疗的依从性。睡眠日记应贯穿整个治疗过程，尤其是在CBTI中，复诊时应根据睡眠日记重点评价患者的成功以及进步，适时地帮助患者调整策略，以应对新的睡眠挑战。治疗结束后，鼓励患者继续坚持CBTI等心理治疗的方法，预见未来可能的失眠障碍复发，并给予指导。

5. 药物治疗

（1）药物治疗的目标（专家共识）： 缩短睡眠潜伏期，减少入睡后清醒时间和次数，改善睡眠质量和/或延长有效睡眠时间，实现疗效和潜在的药物不良反应之间的平衡，提高患者对睡眠质和量的主观满意度，预防短期失眠向慢性失眠转化，降低与失眠相关的躯体疾病或精神障碍的共病风险，恢复社会功能，提高患者的生活质量。药物治疗过程中，应根据以下方面选择药物种类（专家共识）：①临床症状；②治疗目的；③既往疗效；④患者的倾向性意见；⑤费用；⑥可获得性；⑦共患疾病；⑧禁忌证；⑨联合用药之间的相互作用；⑩不良反应[33]。

（2）药物治疗的原则（专家共识）

1）在病因治疗、认知行为治疗和睡眠健康教育的基础上，酌情给予镇静催眠药物。

2）个体化：用药剂量应遵循个体化原则，小剂量开始给药，达到有效剂量后不轻易调整药物剂量。

3）给药原则：按需、间断、足量。镇静催眠药物每周服药3～5天，无须每晚用药。需要长期药物治疗的患者宜"按需"服药，即预期入睡困难时，在上床前5～10分钟服用；上床30分钟后仍不能入睡时服用；比通常起床时间提

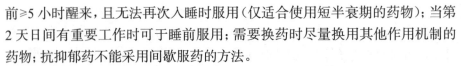

前≥5小时醒来，且无法再次入睡时服用（仅适合使用短半衰期的药物）；当第2天日间有重要工作时可于睡前服用；需要换药时尽量换用其他作用机制的药物；抗抑郁药不能采用间歇服药的方法。

4）疗程：根据患者睡眠情况调整用药剂量和维持时间；短于4周的药物干预可选择连续治疗；超过4周的药物干预需要每个月定期评估，每6个月或复发时，需要对患者睡眠情况进行全面评估；必要时变更治疗方案，或者根据患者的睡眠改善状况适时采用间歇治疗。

5）特殊人群：儿童、孕妇、哺乳期妇女、肝肾功能损害、重度OSA、重症肌无力患者不宜服用镇静催眠药物治疗。

（3）药物治疗的次序（专家共识）： 推荐用药顺序如下。①短、中效的苯二氮䓬受体激动剂（benzodiazepine receptor agonists，BzRAs）或食欲素双受体拮抗剂（dual orexin receptor antagonists，DORAs）；②其他BzRAs或褪黑素受体激动剂（melatonin receptor agonists，MRAs）；③具有镇静作用的抗抑郁药，尤其适用于伴有抑郁和/或焦虑症的失眠患者；④联合使用BzRAs和具有镇静作用的抗抑郁药；⑤处方药如抗精神病药、抗癫痫药不作为首选药物使用，仅适用于某些特殊情况和人群；⑥巴比妥类药物、水合氯醛等虽已被美国食品药品管理局（Food and Drug Administration，FDA）批准用于失眠的治疗，但临床上并不推荐应用；⑦非处方（over the counter，OTC）药如抗组胺药常被失眠患者用于失眠的自我治疗，临床上并不推荐使用[33]。

（4）药物分类： FDA批准的用于失眠治疗的药物包括部分BzRAs、DORAs、MRAs和多塞平等。大量的随机对照试验已经验证了BzRAs的短期疗效，但只有很少的临床对照试验验证其长期疗效。部分处方药超说明书用药治疗失眠，包括抗抑郁药和抗癫痫药等。一些OTC和中草药也用于失眠的治疗，包括抗组胺药、褪黑素和炒酸枣仁，关于这些药物有效性和安全性方面的证据非常有限。

1）苯二氮䓬受体激动剂（BzRAs）：包括非苯二氮䓬类药物（non-benzodiazepine drugs，NBZDs）和苯二氮䓬类药物（benzodiazepine drugs，BZDs）。两者都结合γ-氨基丁酸（GABA）A受体，通过作用于α亚基协同增加GABA介导的氯离子通道开放频率，促进氯离子内流。这可以增强GABA的抑制作用，通过抑制兴奋中枢而产生镇静催眠作用。BzRAs对睡眠潜伏期、入睡后清醒时间及总睡眠时间有不同程度的改善，但大多不能优化睡眠结构（右佐匹克隆除外）。选择此类药物中某一特定药物需要考虑的因素包括临床症状（如入睡困难、睡眠维持困难）、既往疗效、费用及患者的倾向。例如，扎来普隆的半衰期非常短，可以缩短睡眠潜伏期，而对于入睡后清醒时间作用不大，且不会导致次日残留的镇静作用。右佐匹克隆和替马西泮具有相对较长的半衰期，更有可能改善睡眠维持困难并有可能引起次日的残留镇静作用，尽管这种残留的镇静作用只限于少数人。三唑仑的成瘾性和顺行性遗忘发生率高，已被我国列为一类精神药品管控，不作为一线镇静催眠药物使用[33]。

NBZDs 半衰期短，主要包括扎来普隆、唑吡坦、佐匹克隆和右佐匹克隆。扎来普隆和唑吡坦选择性结合 GABA-A-α_1 亚基，佐匹克隆和右佐匹克隆与 GABA-α 受体中的 4 种亚基结合（α_1、α_2、α_3 和 α_5），α_1 亚基对产生催眠作用至关重要，也与日间镇静、抗惊厥及遗忘作用有关。该类药物不仅催眠作用类似 BZDs，而且对正常睡眠结构破坏较少，比 BZDs 更安全，具有较少的日间镇静和其他不良反应。系统综述和荟萃分析显示，相比于安慰剂，该类药物可以缩短客观和主观睡眠潜伏期，尤其对于年轻患者和女性患者更明显[137]。FDA 批准了 5 种 BZDs（艾司唑仑、氟西泮、夸西泮、替马西泮和三唑仑）用于治疗失眠。地达西尼于 2023 年在国内正式获批上市，该药属于 GABA-A 受体部分正向别构调节剂。国内常用于治疗失眠的 BZDs 还包括咪达唑仑、奥沙西泮、阿普唑仑、劳拉西泮、地西泮、氯硝西泮。BZDs 对失眠患者常规的睡眠参数（睡眠潜伏期、总睡眠时间、入睡后清醒时间）均有改善[138]。此外，BZDs 增加焦虑性失眠患者的总睡眠时间，减少入睡后觉醒次数，缩短睡眠潜伏期，显著减少慢波睡眠。与安慰剂相比，BZDs 自我报告不良反应的发生率增加，但并未因此放弃继续使用该类药物[138]。

BzRAs 的不良反应：次日残留的日间镇静作用、头晕、口干、食欲缺乏、便秘、谵妄、共济失调、顺行性遗忘、过度兴奋、长期使用引起的依赖性和耐受性，以及异态睡眠（parasomnias）（如睡行症和睡眠相关进食障碍，以应用短效药物最为常见）[138]严重时可出现呼吸抑制，尤其是合用其他中枢神经系统抑制剂时。这些不良反应会增加车祸发生率[139]，因此服药后不宜操作机械及驾车。在老年人中，则会增加摔倒和骨折发生率[140]。纵向研究显示，长期使用此类药物能增加阿尔茨海默病的风险[141]。此类药物慎用于既往存在物质滥用或依赖的患者[142]，使用本类药物时应绝对禁止摄入酒精饮料。对此类药过敏、肌无力、失代偿的呼吸功能不全、重度 OSA、重度肝功能不全的患者禁用此类药物。该类药物可能加重某些抑郁障碍患者的自杀观念，抑郁症患者慎用。

如果最初使用的 BzRAs 对治疗失眠无效，则优先考虑选用同类药物中的其他药物，重新选择药物应根据患者对最初药物治疗的反应。例如，若患者仍抱怨入睡后清醒时间过长，则可以选择使用半衰期长的药物；若患者抱怨残留的镇静作用，则可使用半衰期短的药物。部分 BZDs 并没有明确推荐用于治疗失眠，需要考虑药物半衰期对患者的影响，或者存在共病的患者是否能从此类药物中获益[33]。

A. 扎来普隆(**强推荐,A级证据**):短效NBZDs,可以缩短睡眠潜伏期,增加总睡眠时间,减少入睡后清醒时间和清醒次数。主要适用于入睡困难患者的短期治疗。推荐剂量:<65岁成年患者睡前5～20mg口服,≥65岁患者睡前5～10mg口服,糖尿病患者和轻、中度肝功能不全的患者睡前5mg口服[142],服药期间禁止饮酒。常见不良反应有镇静、眩晕、与剂量相关的记忆障碍等,使用该药偶见一过性白细胞升高,偶见一过性转氨酶升高。

B. 唑吡坦(**强推荐,A级证据**):短效NBZDs,可以增加总睡眠时间,仅增加非快速眼动睡眠2期,相对不影响非快速眼动睡眠3期,很少影响快速眼动睡眠期,可以缩短睡眠潜伏期,增加睡眠连续性[4]。很少引起失眠反弹,很少或无耐受性、依赖性或突然停药引起的戒断症状的发生。主要适用于入睡困难的患者。推荐剂量:<65岁成年患者睡前5～10mg口服,≥65岁患者、肝功能损害的患者睡前2.5～5mg口服[33,142]。该药的治疗时间应尽可能短,包括减量期最长不应超过4周,用药期间应禁止饮酒。服用唑吡坦曾有睡眠相关进食障碍和睡行症的报道。女性的唑吡坦血药浓度往往比男性高,第2天早上的驾驶能力受损程度也比男性大。FDA对这一发现作出了回应,要求制造商推荐针对性别的标签,女性的推荐剂量应降低至5mg,并建议考虑为女性开出较低剂量的处方。

C. 佐匹克隆(**强推荐,A级证据**):短效NBZDs,可以改善睡眠连续性,缩短睡眠潜伏期,而不抑制慢波睡眠和快速眼动睡眠,同时减少入睡后清醒时间和清醒次数[137]。主要适用于入睡困难和/或睡眠维持困难的患者。建议尽可能缩短疗程,包括减药期在内不应超过4周。推荐剂量:65岁以下成年患者睡前7.5mg口服,65岁及以上患者、肝脏、肾脏或呼吸功能损害的患者睡前3.75mg口服。不良反应与剂量及患者的敏感性有关,最常见的不良反应为口苦,尤其是在服药后1小时,临睡前服用可以减轻此不良反应。与其他镇静催眠药相比,后遗效应较少,长期使用突然停药会引起戒断综合征。

D. 右佐匹克隆(**强推荐,A级证据**):中效NBZDs,佐匹克隆的S-异构体,可以改善睡眠连续性,增加总睡眠时间,减少入睡后清醒次数,而不抑制慢波睡眠和快速眼动睡眠,对日间功能影响较小[143]。主要适用于入睡困难、睡眠维持困难和/或早醒的患者。推荐剂量:<65岁成年患者睡前2～3mg口服,≥65岁患者、严重肝功能损害的患者睡前1～2mg口服[143]。与剂量相关的不良反应包括口干、眩晕、幻觉、感染、皮疹等,其中剂量相关性味觉异常最为明显。右佐匹克隆很少有或没有耐受性、依赖性或突然停药引起的戒断症状的发生。

E. 咪达唑仑(**弱推荐，A级证据**)：短效BZDs，可以缩短睡眠潜伏期。适用于入睡困难的患者。此外，咪达唑仑能有效改善儿童夜惊症。推荐剂量：65岁以下人群睡前7.5～15mg口服，65岁及以上患者睡前7.5mg口服。常见的不良反应有头痛、嗜睡、恶心和眩晕[144]。

F. 地达西尼(**强推荐，A级证据**)：短效BZDs，选择性作用于GABA-A-α_1亚型，可以缩短睡眠潜伏期，增加总睡眠时间，提高睡眠效率。适用于入睡困难的患者。推荐剂量：睡前2.5mg口服。65岁及以上患者的用药安全性尚未确立。常见的不良反应有头晕、眩晕和乏力[145]。

G. 三唑仑(**弱推荐，A级证据**)：短效BZDs，可以减少入睡后清醒时间和清醒次数，改善睡眠质量。适用于入睡困难的患者。推荐剂量：<65岁成年患者睡前0.125～0.5mg口服，≥65岁患者睡前0.125～0.25mg口服[142]，癫痫患者突然停药会引起癫痫持续状态，严重的精神抑郁会使病情加重，甚至产生自杀倾向，同时与焦虑反跳和失眠反跳有关[33]。因为其严重成瘾性，目前为一类精神药品管控，因此不宜作为镇静催眠药物使用。

H. 奥沙西泮(**弱推荐，A级证据**)：短效BZDs，可以缩短睡眠潜伏期。适用于入睡困难的患者。推荐剂量：睡前15mg口服。常见的不良反应有嗜睡、眩晕、头昏、头痛和乏力。

I. 艾司唑仑(**弱推荐，A级证据**)：中效BZDs，可以增加总睡眠时间，减少入睡后清醒次数，改善睡眠质量。主要适用于入睡困难和睡眠维持困难的患者。推荐剂量：<65岁成年患者睡前1～2mg口服，≥65岁患者睡前0.5mg口服，用药期间不宜饮酒。常见的不良反应为口干。

J. 阿普唑仑(**弱推荐，A级证据**)：中效BZDs，可以减少入睡后清醒次数和清醒时间。适用于入睡困难和睡眠维持困难的患者。推荐剂量：<65岁成年患者睡前0.4～0.8mg口服，≥65岁患者睡前0.2～0.4mg口服。常见的不良反应有嗜睡、头晕、疲劳、构音障碍、头痛、记忆障碍和抑郁[146]。

K. 硝西泮(**弱推荐，A级证据**)：中效BZDs，可以减少入睡后清醒时间和清醒次数。主要适用于睡眠维持困难的患者。推荐剂量：睡前5～10mg口服。常见的不良反应为嗜睡。

L. 劳拉西泮(**弱推荐，A级证据**)：中效BZDs，可以减少入睡后清醒时间和清醒次数。主要适用于睡眠维持困难的患者。推荐剂量：<65岁成年患者睡前0.5～2mg口服，≥65岁患者睡前0.5～1mg口服[142]。常见的不良反应为镇静和步态不稳。

M. 替马西泮(**弱推荐，A级证据**)：中效BZDs，可以减少入睡后清醒次数和清醒时间。适用于入睡困难和睡眠维持困难的患者。推荐剂量：<65岁成

年患者睡前 7.5～30mg 口服，≥65 岁患者睡前 7.5～15mg 口服[142]。常见不良反应有镇静、疲乏和眩晕，长期服用该药，突然停药会引起失眠反弹。

N. 夸西泮（**弱推荐，A 级证据**）：中效 BZDs，可以缩短睡眠潜伏期，增加非快速眼动睡眠 1 期和 2 期，减少非快速眼动睡眠 3 期和快速眼动睡眠期，减少入睡后清醒次数和清醒时间，延长总睡眠时间。主要适用于入睡困难、睡眠维持困难和早醒的患者。推荐初始剂量睡前口服 7.5mg，若无效可加至 15mg，年老体弱者减半。常见不良反应有困倦、头晕、疲乏、口干和消化不良。突然停药会引起戒断反应，应避免突然停药。

O. 地西泮（**弱推荐，A 级证据**）：长效 BZDs，可以减少入睡后清醒次数和清醒时间。主要适用于睡眠维持困难的患者。推荐剂量：<65 岁成年患者睡前 5～12.5mg 口服，≥65 岁患者睡前 2～5mg 口服。最常见的致命事件是由于长期习惯性使用引起的呼吸抑制和持续癫痫发作。长期使用地西泮的不良反应包括健忘、头晕、共济失调、谵妄、镇静、抑郁和心动过速。此外，一些正在接受抗癫痫或抗焦虑治疗的患者可能会出现癫痫发作或焦虑恶化[147]。

P. 氟西泮（**弱推荐，A 级证据**）：长效 BZDs，可以减少入睡后清醒时间和清醒次数。主要适用于睡眠维持困难的患者。推荐剂量：<65 岁成年患者睡前 15～30mg 口服，≥65 岁老年患者或体弱者睡前 15mg 口服[33]。长期使用突然停药可能发生撤药反应，表现为激动或抑郁，由于其半衰期过长而很少使用。其他苯二氮䓬类药物过敏者，可能对该药过敏，故禁用该药。

Q. 氯氮䓬（**弱推荐，A 级证据**）：长效 BZDs，可以减少入睡后清醒时间和次数。主要适用于睡眠维持困难的患者。推荐睡前 10～20mg 口服。常见的不良反应有嗜睡、乏力、头痛、眩晕、恶心和便秘等。

R. 氯硝西泮（**弱推荐，A 级证据**）：长效 BZDs，可以减少入睡后清醒时间和次数。主要适用于睡眠维持困难的患者。推荐剂量：<65 岁成年患者睡前 2～4mg 口服，≥65 岁患者酌情减量。常见的不良反应有嗜睡、低血压、步态不稳和记忆力减退等。

2）食欲素双受体拮抗剂：食欲素是一种由下丘脑外侧区合成并分泌的小分子多肽，是调节食欲、帮助人保持清醒的信号分子。

A. 苏沃雷生（suvorexant）（**强推荐，A 级证据**）：于 2014 年获得 FDA 批准用于治疗入睡困难和睡眠维持困难的患者，是该类药物中第一个获得 FDA 批准用于失眠治疗的药物。苏沃雷生通过阻断食欲素受体促进睡眠，可以缩短睡眠潜伏期，减少入睡后清醒时间，增加总睡眠时间[148]。虽然苏沃雷生 30～40mg/ 晚相比于 10～20mg/ 晚对于睡眠参数的改善更为明显，但 FDA 并未批准 30～40mg/ 晚用于失眠的治疗，因为该剂量范围会引起约 10% 的患者出现次日残留的镇静作用,所以 FDA 推荐剂量为 10～20mg。失眠患者连续使用苏沃雷生治疗 1 年后对于睡眠起始和维持的主观感受具有明显改善,具有良好的安全性和耐受性[149],主要不良反应为次日残留的镇静作用(约 5% 的患者可能出现)[142]。

B. 莱博雷生(lemborexant)(**强推荐,A 级证据**):于 2019 年获得 FDA 批准用于治疗以入睡困难和 / 或睡眠维持困难为特征的成人失眠患者。荟萃分析发现,莱博雷生在改善睡眠效率、睡眠潜伏期和总睡眠时间方面可能是最佳药物选择[150]。FDA 推荐初始剂量为 5mg/ 晚,根据临床反应和耐受性,剂量可以增加到 10mg/ 晚[151]。该药安全性和耐受性良好,常见的不良反应为轻度至中度思睡,大部分患者停用莱博雷生治疗不会出现戒断反应和失眠反跳[152]。与 BzRAs 相比,莱博雷生引起头晕和姿势不稳的风险显著降低,并且与具有临床意义的晨间残余睡意或第 2 天睡眠减少无关[150, 153]。

C. 达利雷生(daridorexant)(**强推荐,A 级证据**):于 2022 年获得 FDA 批准用于治疗入睡困难和睡眠维持困难的患者。达利雷生可以改善成人失眠患者的夜间睡眠和日间功能,具有良好的安全性。老年患者无须调整剂量。FDA 推荐剂量为 25～50mg,在睡前 30 分钟内口服,或在计划清醒前至少 7 小时服药。若随餐服用或饭后不久服用,睡眠时间可能会延迟。常见的不良反应有头痛、嗜睡和疲劳。

3)褪黑素受体激动剂

A. 雷美替胺(**弱推荐,C 级证据**):褪黑素受体 MT_1/MT_2 激动剂,已被 FDA 批准用于治疗入睡困难和昼夜节律失调相关的失眠障碍[142]。有物质使用障碍史的患者有可能适合使用雷美替胺,尤其适用于同时主诉入睡困难的患者。短期研究以及为期 6 个月的病例对照研究显示,雷美替胺可以缩短睡眠潜伏期,仅在第 1 周增加总睡眠时间,继续使用不会进一步改善总睡眠时间,对睡眠结构没有显示出有临床意义的改善,对非快速眼动睡眠 1 期和快速眼动睡眠期无影响,可以增加非快速眼动睡眠 2 期,缩短非快速眼动睡眠 3 期[154]。推荐剂量:睡前 8mg,雷美替胺经肝脏代谢,肝功能障碍患者应禁用。因抗抑郁药氟伏沙明能明显提高血液中雷美替胺的水平,因此使用氟伏沙明的患者禁用雷美替胺。该药无次日残留的药理效应和停药引起的失眠反跳及戒断反应[154]。该药目前在国内还处于临床试验中。

B. 褪黑素缓释片(**强推荐,B 级证据**):褪黑素缓释剂型,与褪黑素 MT_1、MT_2 和 MT_3 受体结合,模拟褪黑素分泌的生理模式,参与昼夜节律的调节。可以缩短睡眠潜伏期,改善睡眠质量,主要用于 55 岁以上原发性失眠患者的短期治疗。对昼夜节律相关睡眠 - 觉醒障碍、倒班和倒时差效果较好。推荐上床前 2 小时服用，该药不影响次日警觉性，无明显不良反应。临床试验连续服用 3 个月后停药，未出现明显失眠反跳和其他戒断症状。服用时不应咀嚼或压碎，应整片吞服以保持缓释特性。

C. 他司美琼（**弱推荐，C 级证据**）：褪黑素 MT_1/MT_2 受体激动剂，已被 FDA 批准用于治疗入睡困难和睡眠 - 觉醒节律障碍，能显著缩短睡眠潜伏期，减少入睡后清醒时间，增加总睡眠时间[155]。适用于入睡困难和昼夜节律失调相关的失眠障碍。推荐睡前口服 20mg。常见的不良反应有头痛，谷丙转氨酶增高，噩梦或不寻常的梦，上呼吸道和泌尿道感染。

D. 阿戈美拉汀（**弱推荐，C 级证据**）：褪黑素受体激动剂和 $5\text{-}HT_{2C}$ 受体拮抗剂，有抗抑郁、抗焦虑、调整生物节律和睡眠周期的作用。阿戈美拉汀可以有效提高患者的睡眠连续性，增加慢波睡眠比例，使整夜慢波睡眠和 δ 波分布趋于正常，提高睡眠质量，不改变快速眼动睡眠。推荐睡前口服 $25\sim50$mg，该药耐受性良好。不良反应较少，未见撤药反应，需要定期监测肝功能[156]。

4）具有镇静作用的抗抑郁药：尤其适用于抑郁 / 焦虑伴发失眠障碍的治疗，但用于失眠治疗的剂量低于抗抑郁作用所要求的剂量[10, 142]，包括多塞平、曲唑酮和米氮平。根据既往治疗史、失眠共患病（如抑郁障碍）、药物不良反应、成本和药物代谢动力学等因素指导具体药物的选择。

A. 多塞平（**强推荐，B 级证据**）：属于三环类抗抑郁药，FDA 批准的唯一一种用于治疗失眠的抗抑郁药。多塞平通过阻断 5- 羟色胺（5-hydroxytryptamin，5-HT）和去甲肾上腺素（noradrenaline，NE）的再摄取发挥抗抑郁作用，同时拮抗胆碱能受体、α_1 受体和 H_1 受体，因其选择性地和较强地阻断 H_1 受体，可减少觉醒，这就使得多塞平仅通过低剂量就可以发挥镇静催眠作用。多塞平可以延长非快速眼动睡眠 2 期，对非快速眼动睡眠 1 期、3 期和快速眼动睡眠期无显著影响，可以显著延长总睡眠时间，显著改善失眠患者的客观睡眠指标和主观感受，小剂量多塞平对睡眠潜伏期、睡眠连续性、睡眠质量及日间功能均有显著改善作用。主要适用于睡眠维持困难和短期睡眠紊乱的患者[157]。推荐剂量：睡前口服 $3\sim6$mg，该剂量范围几乎不会引起临床不良反应，无宿醉效应、耐受性、撤药反应、抗胆碱能反应、记忆减退及体重增加[157]。

B. 曲唑酮（**弱推荐，B 级证据**）：属于 5-HT 受体拮抗 / 再摄取抑制剂（serotonin antagonist/reuptake inhibitor，SARI）。相比于三环类抗抑郁药无或具有很小的抗胆碱能活性[33]，对合并抑郁障碍、重度 OSA、有药物依赖史的患者而言，使用曲唑酮作为镇静催眠药物是一种合理的选择。用于治疗失眠的有效剂量低于其抗抑郁治疗的有效剂量，临床常用于原发性和继发性失眠。

低剂量的曲唑酮可以有效阻断 5-HT$_{2A}$、α$_1$ 和 H$_1$ 受体,不能有效阻断 5-HT$_{2C}$ 受体。通过拟 5-HT 能作用增加 GABA 能作用,增加非快速眼动睡眠 3 期,当与选择性 5-HT 再摄取抑制剂(selective serotonin reuptake inhibitor,SSRI)合用时能阻断 SSRI 对慢波睡眠的干扰,减少非快速眼动睡眠 1、2 期,对快速眼动睡眠期影响较小。曲唑酮改善睡眠的强度优于艾司唑仑,尤其适用于焦虑或抑郁伴发失眠的患者,并且无成瘾性。用作镇静催眠药时常使用低剂量,推荐睡前口服 25mg～100mg[142]。常见不良反应有晨起困倦、头晕、疲乏、视物模糊、口干、便秘等,少见体位性低血压、阴茎异常勃起[142],多数不良反应在服药后立即出现,随着时间延长会逐渐减轻或消失,长期使用偶见窦性心动过缓。曲唑酮尚未获得 FDA 批准用于治疗失眠,目前缺乏临床试验数据支持曲唑酮治疗失眠的安全性和有效性[158]。

C. 米氮平(**弱推荐,C 级证据**):属于去甲肾上腺素能和特异性 5-HT 能抗抑郁药(noradrenergic and specific serotonergic antidepressant,NaSSA)。半衰期 20～40 小时,口服吸收迅速,约 2 小时血药浓度达到峰值[142]。米氮平通过阻断 5-HT$_{2A}$ 和 H$_1$ 受体改善睡眠,可以增加睡眠连续性和慢波睡眠,缩短睡眠潜伏期,增加总睡眠时间和改善睡眠效率,尤其是对于伴有失眠的抑郁症患者,可以改善客观睡眠参数[159]。常用低剂量米氮平作为催眠药物,因低剂量的米氮平比高剂量的米氮平的镇静作用更明显。推荐剂量:睡前 7.5～15mg,此剂量的米氮平可以作为失眠伴有焦虑或抑郁障碍患者的首选治疗。米氮平会引起食欲增加和体重增加,其他不良反应有瞌睡、口干、便秘、眩晕、噩梦和意识模糊等,无成瘾性。

5)联合使用苯二氮䓬受体激动剂和抗抑郁药:联合使用这两类药物可以通过不同的睡眠 - 觉醒机制提高疗效,同时可以将高剂量的单一用药带来的毒性降到最低。BzRAs 可以增加抗抑郁药的抗焦虑作用,有效地改善焦虑性失眠,作用持久且安全性高。慢性失眠患者常伴有抑郁症状,在应用抗抑郁药治疗的开始阶段可以同时联合短效的 BzRAs,可以尽快改善失眠,同时改善患者的抑郁和焦虑症状,提高患者的治疗依从性。联合此两类药物治疗不良反应发生的频率较高,但大部分是轻至中度的不良反应,主要有头疼、困倦、口干等[33]。

6)抗精神病药

A. 喹硫平(**不推荐**):第二代抗精神病药,可以拮抗组胺、多巴胺 D$_2$ 和 5-HT$_2$ 受体。小剂量(12.5～25mg)主要发挥抗组胺作用,最常见的药物不良反应为困倦、头晕、口干、轻度无力、便秘、心动过速、体位性低血压、消化不良和白细胞计数降低,因此除非其他药物治疗失败,该药通常不用于没有明显精神障碍的患者。关于该药治疗慢性失眠有效性的证据并不充分。

B．奥氮平（**不推荐**）：第二代抗精神病药，可拮抗 5-HT$_{2A/2C}$ 受体、5-HT$_3$ 受体、5-HT$_6$ 受体、多巴胺 D$_1$、D$_2$、D$_3$、D$_4$、D$_5$ 受体、胆碱能 M$_1$～M$_5$ 受体以及组胺 H$_1$ 受体，主要通过拮抗组胺 H$_1$ 受体发挥镇静作用，可用于治疗矛盾性失眠。常用剂量 2.5～10mg 每晚口服[160]。该药常见的不良反应有嗜睡、体重增加、口干、便秘，增加糖尿病和血脂异常的发生风险。

7）抗癫痫药：加巴喷丁（**弱推荐，B 级证据**）用于对其他药物治疗无效、对苯二氮䓬受体激动剂禁忌的患者，对酒依赖患者戒断后的焦虑性失眠、睡眠时相前移者有效，可用于治疗慢性疼痛性失眠和不宁腿综合征。常用剂量：睡前口服 100～900mg，不良反应包括日间困倦、头晕、共济失调，少见的不良反应有白细胞减少症。

8）不推荐使用的处方药：虽然水合氯醛、巴比妥类药物和"非巴比妥类非苯二氮䓬类"药物（如甲丙氨酯）为 FDA 批准的用于治疗失眠的药物，但是考虑到这些药物的严重不良反应、疗效差及易耐受性和易成瘾性，并不推荐这些药物用于失眠的治疗，仅适用于某些特殊患者的特殊情况。如水合氯醛的药物相互作用少，适用于不合作的患者进行某些特殊检查时的快速催眠；苯巴比妥可用于对其他催眠药进行替代递减治疗，也可用于儿童梦游、夜惊等[33]。

9）非处方（over the counter，OTC）药物：如抗组胺药、抗组胺药 - 镇痛药合用，许多失眠患者将此类药物用于失眠的自我治疗。对于这类药物的有效性和安全性的证据非常有限，不推荐这些药物用于失眠的治疗[33]。

10）褪黑素（**弱推荐，B 级证据**）：作用于下丘脑的视交叉上核，激活褪黑素受体，从而调节睡眠 - 觉醒周期。荟萃分析指出褪黑素可在一定程度上缩短睡眠潜伏期、增加总睡眠时间、改善睡眠质量[161-162]，但这些改善不会随着褪黑素的继续使用而消退。也可用于昼夜节律失调的失眠患者，可以改善时差变化引起的失眠、睡眠 - 觉醒时相延迟和昼夜节律相关睡眠 - 觉醒障碍引起的失眠[163]，但不作为常规用药。

11）新药研发

A．食欲素受体拮抗剂：选择性 OX2R 拮抗剂赛托雷生（seltorexant），处于Ⅱ期临床试验阶段，最常见的不良反应是头痛和嗜睡[164]。OX1R 和 OX2R 双重拮抗剂沃诺雷生（vornorexant）（临床Ⅲ期）和非洛雷生（filorexant）（临床Ⅱ期）[165-166]，有报道出现轻度嗜睡和噩梦。阿莫伦特（almorexant）已进入Ⅲ期临床试验阶段，最常见的不良反应是头痛[167]。这几种新型食欲素受体拮抗剂均可以显著缩短睡眠潜伏期，减少入睡后清醒时间，增加总睡眠时间，提高睡眠效率。

B. GABA 受体调节剂：阿迪匹隆（adipiplon），选择性 GABA-A 受体正向别构调节剂，处于Ⅱ期临床试验阶段。加波沙朵（gaboxadol），选择性突触外GABA-A 受体激动剂，处于Ⅲ期临床试验阶段，能够缩短睡眠潜伏期，增加总睡眠时间，不良反应有头晕、恶心和头痛[168]。

C. 5-HT$_{2A}$ 受体拮抗剂和反向激动剂：酒石酸匹莫范色林（pimavanserin）和尼洛坦色林（nelotanserin）可以增加慢波睡眠，处于Ⅱ期临床研究阶段，尚未获得上市批准用于治疗失眠。

D. 中药：姜黄素、茯苓提取物、松花根茎、缬草提取物、五味子、虎杖根茎、杏仁提取物等，目前仅在动物中开展研究，缺乏人体试验证据[155, 169-172]。

（5）药物治疗调整

1）换药指征：推荐治疗剂量无效，对药物产生耐受性或严重不良反应，与正在使用的其他药物发生相互作用，长期使用（>6 个月）导致减药或停药困难，有药物成瘾史的患者。

2）换药方法：如果首选药物治疗无效或无法遵医嘱服药，更换为另一种短、中效的 BzRAs 或者 DORAs。逐渐减少原有药物剂量，同时开始给予另一种药物，并逐渐加量，在 2 周左右完成换药过程。

3）常用减量方法：逐步减少睡前药量和 / 或变更连续治疗为间歇治疗。

（6）终止药物治疗

1）停药指征：患者感觉能够自我控制睡眠时可以考虑逐渐减量、停药；如失眠与其他疾病（如抑郁障碍）或生活事件相关，当病因去除后，也应考虑减量、停药。

2）停药原则：避免突然中止药物治疗，应逐步减停以减少失眠反跳，有时减量过程需要数周至数月。

常用的失眠治疗药物见表 2-3。

6. **物理治疗** 失眠的物理治疗包括重复经颅磁刺激、光照疗法、生物反馈疗法、电疗法刺激、经颅电刺激、经皮耳迷走神经刺激等，适用于不能忍受药物治疗不良反应和不能进行 CBTI 的失眠患者。物理治疗具有使用方便、不易成瘾，且不良反应小等优点，是安全、有效和可持续的治疗方法。

（1）重复经颅磁刺激（repetitive transcranial magnetic stimulation，rTMS）（强推荐，B 级证据）： 通过降低失眠患者的皮层过度兴奋性、诱导慢波睡眠、增加睡眠深度，同时影响松果体褪黑素的合成和分泌，起到维持正常睡眠觉醒周期和改善睡眠质量的作用。一项随机对照试验（RCT）研究显示，低频 rTMS（1Hz）刺激顶叶皮层可有效改善失眠合并焦虑症患者的失眠和焦虑

表2-3 常用的失眠治疗药物

药品	半衰期/h	达峰时间/h	剂型	口服剂量 <65岁	口服剂量 ≥65岁	适应证/适应范围	是否批准用于失眠治疗 FDA	是否批准用于失眠治疗 NMPA	常见不良反应
非苯二氮䓬类药物									
扎来普隆	1	1	5mg, 10mg 胶囊剂/分散片剂/口腔崩解片剂	睡前5~20mg	睡前5~10mg 糖尿病、肝功能不全睡前5mg	入睡困难 短效	是	是	镇静、眩晕、与剂量相关的记忆障碍
唑吡坦	2.4	0.5~3	5mg, 10mg 分散片剂/口腔崩解片剂	睡前5~10mg	睡前2.5~5mg	入睡困难 短效	是	是	嗜睡、头晕、头痛
佐匹克隆	3.5~6	1.5~2	3.75mg, 7.5mg 片剂/胶囊剂	睡前7.5mg	睡前3.75mg	入睡困难和/或睡眠维持困难 短效	否	是	口苦
右佐匹克隆	6	1	1mg, 2mg, 3mg 片剂	睡前2~3mg 严重肝损者睡前1~2mg	睡前1~2mg	入睡困难、睡眠维持困难和/或早醒 中效 无短期使用限制	是	是	味觉异常
苯二氮䓬类药物									
短效类（<6h）									
咪达唑仑	2~3	0.5~1	15mg片剂	睡前7.5~15mg	睡前7.5mg	入睡困难 短效	否	否	头痛、嗜睡、恶心和眩晕
地达西尼	3~4	1	2.5mg胶囊剂	睡前2.5mg		入睡困难 短效	否	是	头晕、眩晕、乏力
三唑仑	2~3	1	0.125mg, 0.25mg片剂	睡前0.125~0.5mg	睡前0.125~0.25mg	入睡困难 短效	是	是	遗忘、头痛、头晕
奥沙西泮	5~15	3	15mg片剂	睡前15mg		入睡困难 短效	否	否	嗜睡、眩晕、头昏、头痛、乏力

续表

药品	半衰期/h	达峰时间/h	剂型	口服剂量 <65岁	口服剂量 ≥65岁	适应证/适应范围	是否批准用于失眠治疗 FDA	是否批准用于失眠治疗 NMPA	常见不良反应
中效类（6~24h）									
艾司唑仑	10~24	2	1mg，2mg 片剂	睡前 1~2mg	睡前 0.5mg	入睡困难和/或睡眠维持困难 中效	是	是	口干
阿普唑仑	12~18	1~2	0.3mg，0.4mg 胶囊剂/片剂	睡前 0.4~0.8mg	睡前 0.2~0.4mg	入睡困难和/或睡眠维持困难 中效	否	否	嗜睡、头晕、疲劳和头痛
硝西泮	8~36	2	5mg，10mg 片剂	睡前 5~10mg		睡眠维持困难 中效	否	是	嗜睡
劳拉西泮	10~20	2	0.5mg，1mg，2mg 片剂	睡前 0.5~2mg	睡前 0.5~1mg	睡眠维持困难 中效	否	是	镇静、步态不稳
替马西泮	10~40	2~3	7.5mg，15mg，30mg 胶囊剂	睡前 7.5~30mg	睡前 7.5~15mg	入睡困难和/或睡眠维持困难 中效	是	否（国内无）	镇静、疲乏、眩晕
夸西泮	20~40	2~3	15mg 片剂	睡前 7.5~15mg	睡前 7.5mg	入睡困难、睡眠维持困难和/或早醒 中效	是	否（国内无）	困倦、头晕、疲乏、口干、消化不良
长效类（>24h）									
地西泮	20~80	1~2	2mg，5mg 片剂	睡前 5~12.5mg	睡前 2~5mg	睡眠维持困难 长效	否	否	头晕、共济失调和镇静
氟西泮	40~100	1~2	15mg，30mg 胶囊剂	睡前 15~30mg	睡前 15mg	睡眠维持困难 长效	是	是	次日嗜睡

续表

药品	半衰期/h	达峰时间/h	剂型	口服剂量		适应证/适应范围	是否批准用于失眠治疗		常见不良反应
				<65岁	≥65岁		FDA	NMPA	
氯氮草	15~40	2~4	5mg, 10mg 片剂	睡前10~20mg	睡前0.5~2mg	睡眠维持困难长效	否	是	嗜睡、乏力、头痛、眩晕、恶心、便秘等
氯硝西泮	24~48	1	0.5mg, 2mg 片剂	睡前2~4mg		睡眠维持困难长效	否	否	嗜睡、低血压、步态不稳、记忆力减退
食欲素双受体拮抗剂									
苏沃雷生	12	2	5mg, 10mg, 15mg, 20mg 片剂	睡前10~20mg		入睡困难或睡眠维持困难	是	否	残留的镇静作用
莱博雷生	17~19	1~3	5mg, 10mg 片剂	睡前5~10mg		入睡困难或睡眠维持困难	是	否	嗜睡、头痛
达利雷生	8	1~2	25mg, 50mg 片剂	睡前25~50mg		入睡困难或睡眠维持困难	是	否	头痛、嗜睡、疲劳
褪黑素受体激动剂									
雷美替胺	1~2.6	0.75	8mg 片剂	睡前8mg		入睡困难和昼夜节律失调相关的失眠障碍短效，无短期使用限制	是	否（国内无）	宿醉、口干、虚弱
褪黑素缓释片	6	2.6	2mg 片剂	睡前2mg		>55岁，睡眠维持困难	否	否	无明确描述

续表

药品	半衰期/h	达峰时间/h	剂型	口服剂量		适应证/适应范围	是否批准用于失眠治疗		常见不良反应
				<65岁	≥65岁		FDA	NMPA	
他司美琼	1~2	0.5~3	20mg胶囊剂	睡前20mg		入睡困难和昼夜节律失调相关的失眠障碍	是	否（国内无）	头痛、谷丙转氨酶增高、噩梦
阿戈美拉汀	1~2	1~2	25mg剂型	睡前25~50mg		抑郁症	否	否	头痛、恶心、乏力
抗抑郁剂									
多塞平	8~25	2~4	3mg；6mg片剂	睡前3~6mg	睡前3mg	睡眠维持困难、短期睡眠紊乱	是	否	头晕、口干、便秘和残留镇静作用
曲唑酮	4~9	1~2	25mg、50mg、75mg、100mg、150mg片剂	睡前25~100mg		尤适用于焦虑/抑郁伴发失眠的患者	否	否	视物模糊、口干、便秘、残留的镇静作用
米氮平	20~40	2	15mg、30mg片剂	睡前7.5~15mg		焦虑/抑郁伴发失眠首选	否	否	食欲增加、体重增加
抗精神病药									
喹硫平	7	1~2	25mg、50mg、100mg、150mg、200mg、300mg、400mg片剂	睡前12.5~50mg		入睡困难中效	否	否	困倦、头晕、口干
奥氮平	20~54	4~6	2.5mg、5mg、10mg片剂	睡前2.5~10mg		矛盾性失眠	否	否	体重增加、代谢异常
抗癫痫药									
加巴喷丁	5~9	2~3	100mg、300mg、400mg、600mg胶囊剂/片剂	睡前100~900mg		酒精依赖、疼痛性失眠、不宁腿综合征、睡眠时相前移	否	否	困倦、头晕、共济失调

注：FDA为美国食品药品监督管理局；NMPA为国家药品监督管理局（National Medical Products Administration）。

症状[173]。另一项研究显示出相似结果，且疗效持续时间与疗程相关[174]。此外，荟萃分析研究表明与假对照组相比，rTMS可有效改善PSQI，无论是作为单一疗法还是辅助疗法，rTMS都可能是一种安全有效的失眠治疗选择[175-176]。此外，已有研究表明慢波活动中断与心血管疾病的发病和死亡风险增加有关[177]，而rTMS可诱导慢波睡眠、增加睡眠深度，对于失眠相关的心血管疾病风险的预防具有重要意义。

（2）光照疗法（强推荐，B级证据）：光线是调节睡眠和清醒的重要因素，因此光照疗法已被用于治疗睡眠障碍。一项荟萃分析研究显示，光照疗法能改善睡眠质量，增加总睡眠时间，减少睡眠后觉醒次数[178]。此外，光照疗法对减少睡眠碎片化有潜在的积极作用[179]。光照疗法不仅仅适用于单纯失眠患者，一项RCT研究证实了光照疗法也可以有效地改善卒中患者EDS、疲劳和卒中后失眠患者的生活质量[180]。睡眠节律紊乱、睡眠不足均可增加心脑血管疾病发病风险[181-182]，光照疗法可以帮助患者建立和巩固规律的睡眠-觉醒周期来改善睡眠质量，从而降低睡眠相关心脑血管疾病的发病风险。然而，关于光照疗法效果的研究显示出不确定的结果，一些研究报告了积极的效果，而另一些研究发现轻微或没有效果，所以需要进一步的研究来完善根据失眠类型选择的光参数，以期开发个性化的治疗方法。

（3）生物反馈疗法（弱推荐，B级证据）：旨在减少条件唤醒，尤其是躯体、认知或皮层的过度唤醒，这是失眠的一个关键特征。目前已有多种类型的生物反馈疗法被考虑用于治疗失眠障碍及其在失眠障碍人群中的疗效评估，例如，肌电生物反馈、生物反馈和感觉运动节律生物反馈。生物反馈疗法可减少失眠患者睡眠潜伏期和觉醒次数[183]。在大多数研究评估结果中，与其他认知行为治疗方案相比，生物反馈疗法治疗慢性失眠的有效性没有显著差异。当CBTI不充分或可能有禁忌时，或者对于那些不愿从事传统心理治疗或药物治疗的人来说，生物反馈疗法提供了一种有希望的替代或辅助干预措施[14]。此外缺乏大型的RCT来证明生物反馈疗法治疗失眠的疗效[184]，所以其临床效用需要进一步验证。

（4）电疗法刺激（cranial electrotherapy stimulation，CES）（弱推荐，B级证据）：是一种利用低强度电流的非侵入性脑刺激方法。CES的疗效研究主要集中在慢性疼痛、失眠、焦虑和抑郁疾病中[15-16]。一项随机、双盲和安慰剂对照的临床试验证实CES可以增加失眠患者的总睡眠时间，而且不良反应轻微，耐受性良好[17]。另一项临床试验表明CES干预可提高存在睡眠质量问题运动员的客观睡眠质量，并且通过减少入睡后的清醒时间来提高睡眠效率[18]。此外，在亚临床失眠患者中，CES治疗不仅可以提高主观睡眠评分，还可以改善焦虑、抑郁、身体健康评分[19]，但仍需要大规模 RCT 来证明其对失眠患者的长期疗效。

（5）经颅电刺激（弱推荐，C 级证据）：是一种无创经颅电刺激，通过向头皮施加低强度电流来调节大脑活动。目前 2 种主要的经颅电刺激技术，即经颅直流电刺激（transcranial direct current stimulation，tDCS）和经颅交流电刺激（transcranial alternating current stimulation，tACS）均表现出一定的改变睡眠结构的功效。最近一项 RCT 研究显示慢性失眠患者在应用 tACS 治疗 8 周内失眠症状得到明显改善，且未发生不良事件或严重不良反应，表明 tACS 具有安全有效的干预作用[185]。而另一项 RCT 研究显示，与健康对照组相比，tDCS 对失眠障碍患者睡眠连续性或睡眠结构的影响，可能均与失眠障碍的持续高觉醒有关[186]。因此，经颅电刺激的临床作用仍需要进一步验证。

（6）经皮耳迷走神经刺激（transcutaneous auricular vagus nerve stimulation，taVNS）（弱推荐，C 级证据）：主要通过刺激外耳道的迷走神经耳支调节人体的生理功能。研究表明 taVNS 可有效治疗原发性失眠，并可改善焦虑、抑郁症状，对治疗失眠安全有效[187]。而另一些研究表明其对失眠的改善作用有限。这可能与设备、刺激参数和试验方法的不同，以及受试者人群和个体差异等因素有关。taVNS 作为一种廉价、有效和创新的方法，为失眠障碍患者提供新的治疗手段。

（7）前额冷却技术（弱推荐，C 级证据）：基于降低颅内温度会降低大脑代谢的理论，通过降低睡眠期间额叶皮层代谢活动，从而改善失眠。一项随机对照研究显示相比于伪降温对照组，前额叶冷却治疗可显著降低失眠患者的入睡潜伏期，并且具有良好的安全性[20]。前额叶冷却技术有助于失眠患者的睡眠诱导。目前，针对前额叶冷却技术治疗失眠的相关研究较少，所以仍需要进一步的研究来确定此疗法在失眠治疗中的作用。

（8）虚拟现实（virtual reality，VR）技术（弱推荐，C 级证据）：通过创建沉浸式环境，在视觉和听觉提示的帮助下促进患者放松，从而调节自主神经系统，诱发积极的情绪和放松体验。此外，VR 技术可以结合放松、催眠暗示和认知治疗进行潜意识层面的暗示，从而改变影响睡眠的消极认知和情绪，达到治疗失眠的作用。然而，目前关于 VR 技术治疗失眠的研究较少，小样本研究证实其可以改善睡眠剥夺者睡眠质量，并可能存在延续效应[188]。VR 技术作为一种新型治疗方式，需要通过更广泛的临床研究来验证其有效性和安全性，以确保 VR 技术能够作为管理失眠的主要治疗工具。VR 技术治疗可联合其他疗法改善失眠，但疗效尚不明确。

（9）芳香疗法（aromatherapy）（弱推荐，C 级证据）：是指以吸入、按摩、沐浴等方式将芳香提取物应用于人体，可能通过血液循环或嗅觉神经传递（神经途径）发挥其药理作用[189]，被广泛用于改善睡眠障碍、缓解压力、治疗抑郁症、焦虑症等。一项荟萃分析研究显示，芳香疗法能够显著改善失眠患者的临床症状[190]。此外，一项 RCT 研究表明吸入薰衣草芳香可以改善糖尿病合并失眠患者的睡眠质量、生活质量和情绪[191]。与药物治疗相比，芳香疗法更经济，使用更简单，不良反应更少。然而，仍需要高质量的临床研究进一步验证其疗效。

（10）声音疗法（弱推荐，C 级证据）：听觉刺激（auditory stimulation）是通过改善失眠相关脑区间的功能连接而起到治疗失眠的作用。听觉刺激方法包括使用白噪声和粉红噪声，以及音乐、双耳音调和声音同步，促进放松和睡眠。一项荟萃分析研究显示，白噪声、粉红噪声、多音频刺激在改善睡眠方面有积极作用[192]。一项临床试验研究证实，在使用白噪声期间，睡眠障碍患者的平均入睡后觉醒时间和睡眠潜伏期减少[193]。此外，在年轻健康个体短暂性失眠的实验模型中，白噪声减少了 38% 的睡眠潜伏期，且可改善入睡困难受试者的主观和客观睡眠质量[194]。并有研究证实睡眠中声音线索暴露，可显著改变清醒后的决策行为[195]，这为改变不良睡眠相关认知和睡眠信念提供了新途径。因此，听觉刺激有望成为一种治疗失眠的非药物工具，需要进一步的大规模 RCT 研究证实其在失眠患者中的疗效。

（11）其他物理疗法：目前用于治疗失眠的物理疗法还包括经颅超声刺激、经颅光生物调节、声音闭环刺激技术等，这些物理疗法均被证实可改善失眠障碍，但需要更大的临床样本研究及更严谨的临床试验设计进一步证实。

7. 中医治疗

（1）中医辨证论治分类及治疗：中医治疗失眠有着悠久的历史，中医称失眠障碍为"不寐病"，在辨证论治的基础上，主要采用中医药治疗，以及针刺、穴位按摩、艾灸治疗、耳穴疗法、功法治疗、中医心理疗法等非药物疗法。辨证论治是中医学的特色之一，对于失眠的辨证论治，主要参考国家中医药管理局《中医病证诊断疗效标准》、卫生部《中药新药临床研究指导原则》、《上海市中医失眠症临床诊疗方案》，以及《失眠症中医临床实践指南（WHO/WPO）》。

1）肝气郁结证

主症：入睡困难，多梦早醒，情绪低落或急躁易怒。

次症：胸胁满闷疼痛，善太息，或嗳气，脘腹痞满，周身窜痛不适，时发时止，咽喉部异物感，头晕头痛，或月经不调、痛经、乳房胀痛。

舌脉：舌淡红、苔薄白，脉弦。

推荐方药：柴胡疏肝散（《医学统旨》）或逍遥散（《太平惠民和剂局方》）加减（**弱推荐，B级证据**）[196]。

药物组成：胸胁满闷疼痛为甚者方用柴胡疏肝散，即陈皮、柴胡、川芎、香附、枳壳、芍药、炙甘草；脘腹痞满、嗳气为甚者方用逍遥散，即柴胡、当归、茯苓、白芍、白术、炙甘草；口干口苦，面红目赤者，逍遥散加牡丹皮，栀子。

2）肝郁化火证

主症：难以入眠，多梦烦躁，易怒，胸胁胀痛。

次症：头晕头痛，口干口苦，面红目赤，耳鸣，潮热颧红，少腹胀痛，月经不调，经行乳胀，崩漏，小便赤，大便秘结。

舌脉：舌红、苔黄，脉弦数。

推荐方药：龙胆泻肝汤（《卫生宝鉴》）加减[14]。

药物组成：龙胆草、栀子、黄芩、柴胡、生地黄、车前子（包煎）、泽泻、当归、生甘草等（**弱推荐，D级证据**）。

3）胃气失和证

主症：食后不寐，脘腹胀闷疼痛。

次症：食滞不化，嗳气频作，胃脘痞满、嘈杂或泛酸，食少纳差，大便臭秽。

舌脉：舌红、苔厚腻，脉弦或滑数。

推荐方药：保和丸（《丹溪心法》）[14]或半夏秫米汤（《黄帝内经》）加减。

药物组成：保和丸，即神曲、焦山楂、茯苓、陈皮、半夏、连翘、莱菔子、麦芽等；半夏秫米汤，即半夏、秫米（**弱推荐，D级证据**）。

4）痰热内扰证

主症：心烦不寐，多梦易惊醒。

次症：胸闷，泛恶嗳气，胃胀吞酸，头沉目眩，口苦痰多。

舌脉：舌红、苔黄腻或滑腻，脉滑数。

推荐方药：黄连温胆汤（《六因条辨》）加减[14]。

药物组成：黄连、竹茹、枳实、陈皮、半夏、茯苓、生姜、大枣、生甘草等（**弱推荐，D级证据**）。

5）瘀血内阻证

主症：不寐日久，躁扰不宁，夜不能寐，多梦易惊。

次症：面青或面部色斑，唇暗或两目暗黑，胸痛、头痛日久不愈，痛如针刺而有定处，或呃逆日久不止，或饮水即呛，干呕，或内热瞀闷，或心悸怔忡，或急躁善怒，或入暮潮热。

舌脉：舌紫暗有瘀点，脉弦涩。

推荐方药：血府逐瘀汤（《医林改错》）加减[14]。

药物组成：桃仁、红花、当归、生地黄、川芎、柴胡、桔梗、牛膝、枳壳、赤芍、甘草、牡丹皮、香附等（**弱推荐，D级证据**）。

6）心火炽盛证

主症：心烦难眠，五心烦热。

次症：头晕耳鸣，口舌生疮，口苦，腰酸，梦遗滑精。

舌脉：舌红、苔干，脉细数。

推荐方药：导赤汤（《小儿药证直诀》）合交泰丸（《韩氏医通》）[14]或朱砂安神丸（《内外伤辨惑论》）加减。

药物组成：导赤汤合交泰丸，即生地黄、木通、黄连、肉桂、茯神、夜交藤、远志；朱砂安神丸，即朱砂、黄连、炙甘草、生地黄、当归（**弱推荐，D级证据**）。

7）心脾两虚证

主症：不易入睡，多梦易醒，醒后难以复寐。

次症：心悸健忘，神疲乏力，食欲不振，腹胀便溏，面色萎黄。

舌脉：舌淡、苔白，脉细弱。

推荐方药：归脾汤（《校注妇人良方》）加减[14]。

药物组成：人参、白术、黄芪、当归、远志、酸枣仁、茯神、木香、龙眼肉、生姜、大枣、炙甘草等（**弱推荐，D级证据**）。

8）心胆气虚证

主症：不易入睡，虚烦不寐，寐后易惊醒，心悸胆怯。

次症：触事善惊，惊惕不安，伴胸闷气短、汗出。

舌脉：舌淡、苔白，脉弦细。

推荐方药：安神定志丸（《医学心悟》）合酸枣仁汤（《金匮要略》）加减[14, 197]。

方药：人参、茯苓、远志、石菖蒲、龙骨、酸枣仁、川芎、知母、甘草、当归、柏子仁等（**弱推荐，C级证据**）。

9）心肾不交证

主症：不易入睡，心烦不寐，多梦。

次症：心悸健忘，五心烦热，头晕耳鸣，记忆力减退，腰膝酸软，潮热盗汗，男子梦遗，女子月经不调。

舌脉：舌尖红、少苔，脉细数。

推荐方药：六味地黄丸（《小儿药证直诀》）合交泰丸（《医方集解》）或天王补心丹（《校注妇人良方》）加减[14]。

药物组成：六味地黄丸合交泰丸，即熟地黄、山药、山茱萸、丹皮、泽泻、茯苓、生地黄、黄连、肉桂；天王补心丹，即茯苓、玄参、丹参、桔梗、远志、当归、五味子、麦门冬、天门冬、柏子仁、酸枣仁、生地黄、甘草、朱砂（**弱推荐，C级证据**）。

（2）中成药治疗

1）枣仁安神胶囊[198-199]，适用于心血不足证（**弱推荐，B级证据**）。

2）乌灵胶囊[200]，适用于心肾不交证（**弱推荐，D级证据**）。

3）百乐眠胶囊[201]，适用于阴虚火旺证（**弱推荐，D级证据**）。

4）舒肝解郁胶囊[202]，适用于肝郁脾虚证（**弱推荐，B级证据**）。

5）舒眠胶囊[203]，适用于肝郁伤神证（**弱推荐，D级证据**）。

（3）中药单味药治疗：酸枣仁（**弱推荐，B级证据**）[204]、缬草（**弱推荐，B级证据**）[205]、落花生枝叶（**弱推荐，C级证据**）[206]等。

（4）失眠障碍的中医非药物疗法

1）针刺、穴位按摩、艾灸治疗：取穴，即百会、神门、三阴交、印堂、内关、神庭、安眠、太溪[207-210]。

A. 肝阳上扰证加肝俞、太冲、风池、行间。

B. 脾胃不和证加胃俞、足三里。

C. 心脾两虚加心俞、厥阴俞、脾俞。

D. 心虚胆怯证加丘墟、心俞、胆俞。

E. 心肾不交证加肾俞、心俞、关元、气海、中脘、下脘。

F. 阴虚火旺证加复溜、照海。

G. 肾阴亏虚证加肾俞、心俞、气海、合谷、风府。

对以上穴位可进行传统针刺、电针、温针、穴位按摩、艾灸治疗（**弱推荐，A级证据**）。

2）耳穴治疗：取穴，即神门、心、肝、皮质下、交感[211]。每天自行按压2～3次，每次每穴30秒（**弱推荐，C级证据**）。

3）功法治疗：中医传统功法，是在中医传统功法养生康复和中医基础理论指导下产生的一种身心锻炼导引功法，依靠人体自身的能力，通过姿势的调节、呼吸的锻炼、意念的运行，调节和增强人体各部分机能，诱导和启发人体内在潜力，从而达到治疗失眠障碍的作用。

A. 八段锦：操作要领参考国家体育总局推广的《健身气功·八段锦》[212]（**弱推荐，D级证据**）。

B. 太极拳：操作要领主要参考"六式太极拳"[213]（**弱推荐，C级证据**）。

建议治疗时间：每周3次，每次半小时，至少持续12周。

4）中医心理疗法：在中医理论的指导下，结合当代人的心理特征和心理疾病特点而产生，主要包括改良中医情绪疗法、中医认知治疗、移空技术、意象对话疗法、悟践心理疗法、低阻抗意念导入疗法等,其中低阻抗意念导入疗法是中医现代心理疗法中较成熟的代表性治疗方法之一[214]**(弱推荐, D 级证据)**。

8. 综合治疗 治疗失眠应该遵循以下原则:①积极查找病因及其共病;②存在共病时,应判断首先治疗失眠或共病,还是同时治疗;③首选 CBTI;若CBTI 无效,可考虑联合药物治疗、物理治疗、中医治疗或其他方法。目前,有循证依据支持的综合治疗方式主要如下。

(1) CBTI 联合药物治疗: 是临床实践中的有效选择。目前对于慢性失眠的治疗,应该尽可能应用 CBTI,尤其是较为便捷和实用的 dCBTI,药物的应用应当限制在最低的有效剂量和维持最短的时间。目前首选 CBTI 联合应用短、中效的 BzRAs 或 DORAs,当病情稳定时可改为间断药物治疗[215]。

(2) CBTI 联合物理治疗: 在失眠治疗中广泛应用。目前研究多集中在CBTI 联合 rTMS,研究表明 CBTI 联合 rTMS,较单独应用 rTMS,治疗失眠的有效率更高,且对于慢性精神分裂症伴失眠患者效果良好,不仅能改善患者失眠症状,还能改善患者的精神症状,增强认知功能[216-217]**(弱推荐, B 级证据)**。对于失眠伴脑梗死的患者,CBTI 联合 rTMS 的疗效也优于单一用药患者[218]。在青少年失眠患者中,CBTI 联合 rTMS 在改善睡眠质量方面优于单一 CBTI,具体表现在睡眠 PSQI 评分、日间功能障碍评分、PSG 的睡眠时间、觉醒次数等方面[219]**(弱推荐, B 级证据)**。CBTI 联合 VR 在治疗青少年失眠中也取得了良好效果[220]**(弱推荐, C 级证据)**。至于 CBTI 联合光照疗法、生物反馈疗法、经皮耳迷走神经刺激等其他物理治疗的疗效尚缺乏高等级的循证依据。

(3) CBTI 联合中医治疗: 是一种具有本土化特点的干预模式。CBTI 联合中药、针灸、耳穴等中医治疗不仅有利于提高患者睡眠质量,还能帮助患者改善日间功能,缓解负性情绪,以及对失眠的不良认知,且疗效优于单独CBTI 和单纯药物治疗[221]**(弱推荐, C 级证据)**。

(4) 药物治疗联合中医治疗: 药物治疗联合中药、针灸等中医治疗可有效提高患者睡眠质量,减少患者不良情绪,明显缓解过度觉醒状态,以及减少患者不良情绪,且疗效优于单纯药物治疗或单纯中医治疗[222]**(弱推荐, B 级证据)**。

(5) 药物治疗联合物理治疗: 是治疗失眠的有效手段。研究表明 rTMS联合酒石酸唑吡坦 / 艾司唑仑治疗慢性失眠疗效显著,能够改善患者睡眠,缓解焦虑抑郁情绪,调控脑电活动和神经递质表达可能是其重要作用机制,且两种治疗手段单用及联用所引起的不良反应无统计学意义[223-224]**(弱推荐, B级证据)**。应用 tDCS 联合右佐匹克隆方案治疗慢性失眠可改善患者睡眠结构,提高睡眠质量,降低焦虑抑郁严重程度,临床疗效显著[225]（**弱推荐,C 级证据**）。光照联合右佐匹克隆治疗相较于单用右佐匹克隆治疗对老年失眠伴抑郁患者睡眠质量及抑郁情绪的改善效果更好[226]（**弱推荐,B 级证据**）。脑电生物反馈联合右佐匹克隆用于治疗老年失眠较单药治疗能更有效改善睡眠质量[222]（**弱推荐,B 级证据**）。其余治疗失眠药物联合物理治疗的疗效尚需进一步研究。

（6）**中医治疗联合物理治疗**：中药、头部穴位按摩/针灸等中医治疗联合 rTMS 物理治疗可改善失眠患者的睡眠质量、焦虑状态和生活质量,且联合疗法的临床疗效及不良反应均优于单一治疗方式,后期反弹少,远期疗效好[227-228]（**弱推荐,C 级证据**）。

总之,失眠病因繁多,诸多治疗手段可供选择。当单一治疗无效时,可根据患者的具体情况选择不同的手段进行综合治疗,如 CBTI 联合中西医药物治疗和/或联合物理治疗等。

七、成年人的特殊人群

1. **女性的失眠** 两性在睡眠行为、生理学及睡眠障碍等诸方面存在差异,失眠障碍的发生也存在显著性别差异。女性一生经历胎儿期、新生儿期、儿童期、青春期、性成熟期、围绝经期和绝经后期等不同生命阶段,各阶段激素水平、生理、心理状态具有差异,因此关注女性不同生命阶段的失眠障碍特征对其失眠诊治具有重要的临床意义。

（1）**女性失眠的流行病学特点**：女性失眠发病率在青春期前与同龄男性无显著性差异,但青春期及以后的女性失眠发生风险明显增加,且任何年龄失眠发病率高于同龄男性（1.5～2 倍）[229]。20 岁到 40 岁女性在月经周期的最初几天及黄体期晚期的最后数天最容易发生失眠[230]。

妊娠期和产后女性中,失眠是常见的睡眠障碍主诉,高龄孕妇尤为常见,此期失眠发病率随着年龄增加及妊娠进程而上升[231]。妊娠早期（妊娠前 3 个月）失眠患病率 12%～38%,妊娠晚期（妊娠后 3 个月）可达 42.4%[232],妊娠最后 8 周的失眠患病率可高达 52%～61%。产后失眠发生率较妊娠期更高且病情更严重。

女性进入（围）绝经期后,失眠的发生率显著增加,为 13.2%～65.1%[233],明显高于同龄男性。随着年龄增加,失眠严重程度也有增加,50～55 岁女性的中重度失眠患病率明显增加[229]。

（2）**女性失眠的影响因素**：失眠发病性别差异主要与以下因素有关,即性激素水平（主要是雌激素和孕酮）的周期性波动或改变、生理上的性别差异、女性情绪相关症状的发生率高于男性。

妊娠期或产后失眠障碍的影响因素多而复杂，主要来源于母体及胎儿/婴儿双方面。妊娠期发生失眠的因素主要包括以下几点。①内分泌因素：妊娠期激素水平的改变（如雌激素、孕酮、催乳素和血浆皮质醇的增多等）直接影响孕妇睡眠结构和时间。②生理因素[234]：此期失眠与自身生理状况密切相关，例如妊娠相关的胃肠道不适、腰背痛以及宫缩、胎动、体重增加、骨骼肌系统受压、子宫增大压迫膀胱导致夜尿增多等。③其他类型睡眠障碍：妊娠期出现的其他类型睡眠障碍亦可以促进或加重失眠的发生，如不宁腿综合征、OSA。④其他因素：妊娠期失眠史、妊娠期精神障碍（如抑郁障碍、焦虑障碍等）、初产、吸烟、高龄妊娠和高血压、哮喘等其他因素也可引起或加重此期失眠。导致产后失眠的主要因素：缩宫素（具有促觉醒功能）的使用、产褥期不适、剖宫产或会阴侧切后的伤口疼痛；婴儿的睡眠觉醒节律紊乱、夜间多次觉醒、寻求哺乳、排泄、哭闹等；围产期出现的精神障碍（包括围产期相关的抑郁障碍、双相情感障碍、精神分裂样障碍等）。

（围）绝经期失眠的影响因素主要包括[235-236]：①性激素。性激素水平的改变（如雌激素、孕激素水平下降，卵泡刺激素升高）可以直接影响睡眠状态，也可以通过影响体温（潮热）、昼夜节律或应激反应间接发挥作用。②围绝经期血管舒缩症状（如潮热、盗汗等）。③情感障碍（焦虑障碍和抑郁障碍等）。④遗传、基础慢性病（肥胖、冠心病、慢性疼痛、骨关节炎、哮喘、慢性阻塞性肺疾病等）及某些药物（支气管扩张药、抗惊厥药物等）。⑤衰老相关的睡眠节律异常及褪黑素水平下降。⑥与其他睡眠障碍疾病，如 OSA、不宁腿综合征、夜间腿部痛性痉挛等。⑦过度饮茶或咖啡，作息不规律等生活习惯。

（3）女性失眠的危害：失眠对任何生命阶段的女性均会造成生理和心理严重危害。短期危害可表现为记忆力减退和注意力下降。长期危害可表现为心血管疾病、代谢性疾病、肿瘤和认知功能障碍的发生风险增加，还可引起自主神经功能紊乱、内分泌失调、骨质疏松、骨折风险增加，甚至会导致或加重原有精神障碍（抑郁障碍、焦虑障碍、精神分裂症等）发展[237]。对于妊娠期女性，失眠会给母体和胎儿双方带来不良后果，包括妊娠期高血压和糖尿病风险增加、产程延长、剖宫产概率增加、围产期精神障碍风险增加、早产增多、胎儿窘迫或发育迟缓等[90, 234]。

（4）女性失眠治疗原则：女性失眠治疗包括药物治疗和非药物治疗。儿童、青春期失眠治疗不存在性别差异，可参考相应章节内容；非妊娠期育龄女性失眠治疗参考一般成人治疗原则。

目前关于妊娠期或哺乳期失眠障碍采用镇静催眠药物治疗的安全性资料存在明显不足。为了避免药物治疗对胎儿或婴儿的不良影响，在排除其他睡眠障碍的前提下，此期失眠障碍以非药物治疗为首选，如 CBTI 等。研究显示，CBTI 可以显著降低妊娠期或哺乳期失眠严重程度，提高其失眠缓解率。目前尚缺乏妊娠期和哺乳期妇女失眠的物理治疗研究证据，因此暂不推荐。对于难以控制的失眠，在医师权衡利弊（确定获益超过潜在风险）后方可采用药物治疗，但应注意以下原则：与非药物治疗相结合；尽量缩短疗程，以控制症状为主；单药治疗为主，避免联合用药；尽量选择安全药物（原则上非苯二氮䓬类药物较苯二氮䓬类药物安全，避免使用选择性 5-HT 再摄取抑制剂和抗组胺药物），且小剂量给药。多西拉敏和苯海拉明分别属于美国 FDA 纳入的妊娠期 A 类和 B 类药物；唑吡坦、佐匹克隆、右佐匹克隆等属于美国 FDA 纳入的妊娠期 C 类药物。美国 FDA 对药物安全性的哺乳分级显示：L2 级（较安全）包括佐匹克隆、扎来普隆、阿米替林和曲唑酮；L3 级（中等安全）包括唑吡坦、右佐匹克隆、苯二氮䓬类、阿戈美拉汀和米氮平[229]。

没有任何一种药物对妊娠期女性是绝对安全的，原则上由患者及其家属共同抉择是否选择药物治疗，并签署知情同意书。

妊娠安全性分级标准见表 2-4，常见催眠药物在美国食品药物管理局和澳大利亚治疗商品管理局药物的等级见表 2-5。

表 2-4　妊娠安全性分级标准

等级	美国食品药物管理局标准	澳大利亚治疗商品管理局标准
A 级	在有对照的研究中，在妊娠 3 个月的妇女未见到对胎儿危害的迹象，并且对其后的 6 个月也没有造成危害的证据	在大量的孕妇和育龄妇女使用，没有任何证据表明存在增加致畸风险或观察到有对胎儿造成其他直接或间接的危害
B 级	在动物生殖性研究中（并未进行孕妇的对照研究），未见到对胎儿的影响	B1：在数量有限的孕妇和育龄妇女使用，没有任何证据表明存在增加致畸风险或观察到有对胎儿造成其他直接或间接的危害 B2：在数量有限的孕妇和育龄妇女使用，没有任何证据表明存在增加致畸风险或观察到有对胎儿造成其他直接或间接的危害动物实验不足或暂缺，但现有证据表明不会对胎儿造成危害 B3：在数量有限的孕妇和育龄妇女使用，没有任何证据表明存在增加致畸风险或观察到有对胎儿造成其他直接或间接的危害在动物实验有证据表明对胎儿造成危害，但这种危害对人类是否有意义，尚不明确

续表

等级	美国食品药物管理局标准	澳大利亚治疗商品管理局标准
C级	在动物研究中证明对胎儿的影响，但并未在对照组的妇女进行研究。虽然有潜在风险，但潜在的获益，可允许在孕妇使用	由于药物的药理学作用，这些药物会对人类胎儿或新生儿造成或可能涉嫌造成有害影响但不造成畸形，这些影响可能是可逆的
D级	根据调查或上市经验或人群研究的不良反应数据，有对胎儿造成危害明显证据。但潜在的获益，可允许在孕妇使用	这些药物会对人类胎儿或新生儿造成或可能涉嫌造成畸形或不可逆转的损害，这些药物会产生不良药物反应
X级	动物或人群研究证实胎儿畸形或存在对人类胎儿风险的确切证据，孕妇中使用这种药的风险明显超过其潜在获益	这些药物有对胎儿造成永久性伤害的高风险，它们不被应用于怀孕或可能怀孕期

表2-5 常见催眠药物在美国食品药物管理局和澳大利亚治疗商品管理局药物的等级

镇静剂/安眠药处方药	妊娠安全性分级	
	美国	澳大利亚
苯二氮䓬类		
阿普唑仑	D	B3
氯硝西泮	D	B3
地西泮	D	C
劳拉西泮	D	C
美达西泮	不能使用	不能使用
硝西泮	D	C
替马西泮	X	C
托非索泮	不能使用	不能使用
非苯二氮䓬类		
扎来普隆	C	不能使用
唑吡坦	C	B3
佐匹克隆	C	C
右佐匹克隆	C	C
抗抑郁药		
米氮平	C	B3
曲唑酮	C	不能使用
阿米替林	C	C
抗组胺药		
苯海拉明	B	A
多西拉敏	A	A
羟嗪	C	A
非尼拉敏	不能使用	A

（围）绝经期女性失眠的治疗需要在建立良好的睡眠卫生习惯，加强睡眠卫生教育和健康教育的基础上，结合此期女性生理、心理等特征，必要时多学科协作，制订综合化、个体化治疗方案。

此期女性短期失眠障碍治疗中，镇静催眠药物如加巴喷丁、唑吡坦和右佐匹克隆已被证明短期疗效佳，但长期使用这类药物可能会出现不良反应（耐受性下降、戒断反应、药物依赖和反弹性抑郁等），所以原则上尽量不选择镇静催眠类药物。症状较重者可以在医师指导下，短期（≤4 周）、适量地选择半衰期短、不良反应轻和依赖性小的镇静催眠类药物[236]。

此期女性的慢性失眠障碍治疗需要注意以下几点。①关注激素水平的影响：此期女性血管舒缩症状会加重失眠障碍的发生，针对具有适应证且排除禁忌证的患者，经沟通和评估后，应根据其年龄、绝经年限、是否切除子宫、是否人工月经等选择激素替代治疗（hormone replacement therapy，HRT），包括雌激素疗法、孕激素疗法、雌孕激素合用疗法等[233]。HRT 能有效改善（围）绝经期女性的慢性失眠，但不同类型的激素和用法可能影响疗效。HRT 存在局限性，停药后易复发，且有增加乳腺癌、子宫内膜癌、肺栓塞、脑卒中等疾病患病率的风险，因此不建议长期使用（**弱推荐，B 级证据**），选择 HRT 时需要妇科、内分泌科及心血管科等多学科共同参与制订治疗方案。对于 <60 岁、绝经 <10 年且无冠心病潜在风险或乳腺癌病史的女性，HRT 是改善血管舒缩症状和睡眠障碍的有效方法，但 60 岁以上患者，HRT 可能弊大于利，不予以推荐[238]。如果 HRT 改善失眠不明显，可以短期内适当加用失眠药物治疗。对于不选择 HRT 或存在 HRT 禁忌证的，可尝试影响体温调节中枢的药物治疗（如作用于肾上腺素能、5-HT 能及多巴胺能系统的药物）。HRT 不推荐用于与血管舒缩症状无关的睡眠障碍治疗。此外，CBTI、中医药、适度运动与合理饮食、物理疗法等可改善血管舒缩症状，降低失眠严重程度，减少抑郁并提升身心健康[239-240]。②与其他睡眠障碍（如睡眠呼吸障碍、不宁腿综合征）、内科疾病（如哮喘、慢性阻塞性肺疾病等）或精神障碍共病时，需要兼顾合并症的病情评估与治疗，关注镇静催眠药可能对合并症的影响，例如苯二氮䓬类药物，可能加重哮喘、慢性阻塞性肺疾病等合并症的病情[84]，合理使用此类药物显得尤为重要。③外源性补充缓释褪黑素或褪黑素激动剂可改善此期女性睡眠质量，然而超过生理剂量或长期连续服用，会抑制体内内源性褪黑素的分泌，产生抑郁、疲劳、头晕等不良反应（**弱推荐，B 级证据**）。

2. **老年人的失眠**　随着年龄增长，老年人的睡眠结构发生显著改变，老年人失眠的患病率和严重程度也较年轻人明显增加。老年人失眠通常与其他精神障碍和 / 或躯体疾病共病，且长期失眠会进一步加剧原有的疾病。因此，及时地识别以及治疗老年人的失眠极为重要。

（1）老年人失眠的流行病学：老年人失眠主要表现为睡眠维持困难和深睡眠的减少[241]，这与年龄增长过程中睡眠结构和昼夜节律振荡幅度改变有关[242]。随着年龄增长，睡眠稳态也会逐渐下降，进而导致与年龄相关的总睡眠时间和睡眠效率的下降[243]。此外，患者还可表现为睡眠质量差以及日间功能的损害，并可伴有头痛、胃肠功能紊乱等躯体症状。

全球超过一半的老年人报告有睡眠障碍，其中20%～40%的人报告失眠[244]，常见的主诉为夜间频繁醒来及早醒[245]。同时，老年女性患者较男性患者更容易出现失眠，这可能与女性患者在绝经期后失去了雌激素对睡眠的保护作用有关[68]。

（2）老年人失眠的影响因素：老年人失眠的患病率较高，主要与以下因素有关。①生理因素：随着年龄增长，老年人的睡眠结构改变，主要表现为总睡眠时间减少、睡眠效率降低，慢波睡眠、快速眼动期睡眠减少，睡眠碎片化增加，以及入睡时间和入睡后清醒时间延长；同时，老年人的昼夜节律也逐渐调整为早睡早起，且日间小睡增加。②躯体因素：老年人常伴有多种躯体疾病并长期使用相关药物，躯体疾病本身及其治疗药物的不良反应都可能会促使老年人失眠的发生。③精神心理因素：焦虑和抑郁在老年人中较为常见，孤独感和社交隔离也会对睡眠产生不利影响。④环境因素：如居住环境的改变、噪声和光线的干扰等，会进一步影响老年人的睡眠质量。⑤生活方式因素：不规律的饮食习惯、过量摄入咖啡因和酒精、缺乏或过量运动以及不规律的作息时间，均可导致睡眠问题。⑥重大生活事件：如配偶去世、经济问题等均可能影响老年人的睡眠。⑦其他睡眠疾病：OSA、不宁腿综合征等睡眠障碍在老年人中较为常见，会严重影响其睡眠质量。

（3）老年人失眠的危害：老年人失眠可导致更为严重的后果，包括认知功能的显著下降及跌倒风险的增加[246-247]。其中，认知功能的损害是多方面的，可能涉及记忆力减退，这会导致老年人难以记住新信息或维持日常任务的连续性；注意力不集中则影响老年人处理多任务的能力；执行功能障碍则更可能导致决策能力的下降。认知功能的损害严重影响了老年人在日常生活中的独立自理能力。跌倒风险的增加与老年人平衡和协调能力的减退有关，而睡眠质量的下降可影响神经系统平衡协调能力的调节；同时，跌倒还可能导致更严重的身体伤害，甚至带来致命后果。

长期失眠可能会触发或加剧多种精神障碍（如焦虑和抑郁[248-249]），不仅降低老年人的生活质量，还可能影响老年人的社交能力和日常功能，进一步加剧孤独感和社会孤立。

此外，老年人的失眠还与多种慢性疾病的发病风险增加有关[250]，包括但不限于心脑血管疾病（如高血压、心律失常、心肌梗死、脑卒中）及内分泌系统疾病（如肥胖、糖尿病、高脂血症），这不仅直接影响老年人的生活质量，还导致更高的医疗及公共健康资源消耗。因此，及时识别和有效管理老年人的失眠问题，不仅可以直接改善其生活质量，还有助于减轻整个社会医疗资源的长期负担。

（4）诊断及鉴别诊断：老年人失眠的诊断遵循成人失眠障碍诊断标准，但由于老年人群体的特殊性，诊断仍需要注意以下特点，即老年人的失眠障碍可能是原发的，也可能是继发于其他疾病。因此，除了常规的病史采集，还应该详细地评估老年人是否存在可能导致或加剧失眠的疾病，并详细评估药物使用情况，通过结合必要的客观检查（如 PSG），综合地进行诊断。

老年人失眠需要与以下疾病相鉴别。

1）老年期常见的其他类型睡眠障碍：包括睡眠呼吸障碍、睡眠相关运动障碍、昼夜节律相关睡眠 - 觉醒障碍、异态睡眠等。

2）可能引起或加剧失眠的躯体疾病：包括神经系统疾病（如脑卒中、痴呆）、慢性疼痛、内分泌疾病（如甲状腺功能减退症或亢进症）、胃食管反流病和充血性心力衰竭等。

3）精神障碍：抑郁障碍、焦虑障碍、创伤后应激障碍等精神障碍常伴随有失眠症状。

4）药物的不良反应：老年人常合并有慢性疾病，长期服用相关药物导致的不良反应可能会促使老年人失眠的发生及加重。

（5）老年人失眠治疗原则：临床上针对老年人失眠，首选治疗是非药物治疗，其次考虑药物治疗。目前美国睡眠医学会（AASM）、美国医师学会、欧洲睡眠研究会、中国睡眠研究会已将 CBTI 作为治疗失眠的一线方案，其能显著改善失眠障碍，且不良反应少，疗效持久[251-253]。老年人的 CBTI 研究显示，CBTI 可显著改善老年人的失眠，且具有长期的疗效[254]。循证证据也证实了睡眠限制 - 睡眠压缩治疗和多组分 CBTI 是治疗老年人失眠的有效干预措施[255]。此外，光照治疗、放松训练、经颅磁刺激、经颅电刺激等物理治疗也被证实具有一定疗效。

针对老年人失眠的药物治疗原则：尽可能减少服药种类，以小剂量作为起始并逐渐调整剂量，缩短用药时间，并确保充分了解所用药物的药理作用以及相互作用。同时，由于老年人对药物的敏感性较高，临床医师应更加密切地监测其不良反应。

八、儿童／青少年的失眠

1. 定义、诊断和分类

（1）定义： AASM 将儿童失眠定义为在睡眠时间安排符合该年龄儿童需求且睡眠环境条件适合的情况下，儿童持续存在睡眠启动、睡眠持续或睡眠质量等问题，并导致儿童及家庭的日间功能受损[256]。

（2）诊断： 儿童失眠障碍属于 DSM-5 和 ICSD-3-TR 失眠障碍诊断类别[121,257]，需要满足相应的诊断标准。具体而言，基于儿童或家长报告：①存在睡眠启动或维持困难，抗拒就寝，或者在没有家长陪伴和支持的情况下睡眠困难；②存在睡眠紊乱相关功能损害，包括注意力问题、行为问题，以及学业和家庭功能损害；③有足够的睡眠机会。慢性失眠需要满足睡眠紊乱及相关日间功能损害发生每周≥3 次，持续时间≥3 个月；而短暂和急性失眠持续时间<3 个月[111,257]。

与成人不同的是，年幼儿童的失眠症状通常由家长报告，反映的是家长对儿童睡眠的主观认识。对于儿童，在临床实践和研究中较少使用"失眠障碍"一词，更多使用"失眠"。与成人相同，儿童"失眠"包含了"失眠障碍"和"失眠症状"[258]。

值得注意的是，成人慢性失眠障碍发生频率和病程标准可能并不适用于 1 岁以内的婴儿。在定义婴幼儿失眠障碍时应当考虑睡眠发育的规律。例如，3 个月的病程标准提示，儿童最早可以考虑慢性失眠障碍诊断的年龄是 6 月龄。但是，在 1 岁内，即使不满足 3 个月的病程标准，仍然要警惕家长报告的婴儿睡眠 - 觉醒模式问题。

对于成人而言，入睡潜伏期和 / 或夜醒时间>30 分钟，或最终醒来时间比期望的提前至少 30 分钟，被认为有临床意义。但对于儿童而言，标准并未完全统一，AASM 定义入睡潜伏期 >20 分钟即具有临床意义[259]。此外，美国国家睡眠基金会专家共识认为，从婴儿到青少年，睡眠潜伏期 >30 分钟提示可能存在问题[260]。夜醒问题的临床界定也缺乏统一认识，目前只有美国国家睡眠基金会专家共识提到，与成人相似，1 岁以上儿童青少年每晚≥2 次夜醒（每次醒来≥5 分钟）为夜醒次数过多，而入睡后总夜醒时间 >20 分钟为存在问题[260]。

（3）分类： 与成人一致，从病程上划分，持续≥3 个月为慢性失眠障碍，而短期或急性失眠障碍为持续<3 个月[121]。ICSD-3 和 ICSD-3-TR 均不再支持失眠障碍亚型分类，但从病因描述、教育及研究角度，仍保留了对不同亚型的描述，包括生理心理性失眠、特发性失眠、矛盾性失眠、睡眠卫生不良、儿童

行为性失眠等[111, 121]。不同年龄儿童失眠的症状表现和病因有所不同[261-262]。儿童失眠主要表现为就寝问题（bedtime problem）和夜醒（night wakings），分别属于儿童行为性失眠（behavioral insomnia of childhood）的 2 种类型：入睡行为限制不足型（limit-setting type）和睡眠启动相关型（sleep-onset association type）[111]。青少年失眠分类与成人一致，在此不再赘述，仅介绍儿童失眠的 2 种类型。

1) 就寝问题 / 入睡行为限制不足型：因父母或照看人对儿童的就寝行为缺乏明确的限制，儿童表现为拒绝就寝或拖延就寝时间。在设定的就寝时间，儿童拒绝上床睡觉、上床后难以入睡或反复提出各种要求以拖延就寝时间。儿童一旦入睡，睡眠质量一般正常，但睡眠时间会减少 30～60 分钟。

2) 夜醒 / 睡眠启动相关型：夜醒通常与不恰当的入睡条件依赖（如拍睡、抱睡、奶睡等）有关，主要表现为频繁地、长时间地夜间醒来，并且入睡需要家长干预或满足依赖条件。睡眠启动相关行为是指入睡或夜醒后重新入睡所依赖的特定条件，有积极和消极之分。积极睡眠启动相关行为（如吮手指或抱安抚物），是儿童可独立完成的；而消极睡眠启动相关行为则需要依赖外界干预（如抱或摇睡、喂食和父母陪伴）或特定外界刺激（如开灯或电视），是儿童无法独立完成的。当这些特定的依赖性入睡条件不能满足时，儿童表现为难以独自入睡、睡眠潜伏期过长、频繁夜醒或夜醒后难以再次入睡，需要这些特定的依赖性外界条件出现后才能完成入睡过程。

2. **流行病学** 不同研究采用的失眠定义、调查方法和取样人群等不同，所以报告的儿童失眠发病率差异很大。国外研究显示，20%～30% 的幼儿存在就寝问题和夜醒，15% 的学龄儿童表现出就寝抗拒，9%～24% 的青少年经历过慢性失眠[263-264]。2008 年对全国 12 个省（自治区、直辖市）0～2 岁婴幼儿的调查提示睡眠问题的发生率为 21.9%[265]。我国区域性调查显示，学龄前儿童就寝抗拒的发生率高达 69.5%，而睡眠潜伏期长和夜醒的发生率高于 30%[266]。全国 8 省（自治区、直辖市）学龄儿童的调查显示，就寝抵抗的发生率为 47.2%，而睡眠潜伏期长和夜醒的发生率分别为 22.2% 和 25.9%[267]。中国香港地区报告的儿童失眠发病率接近 10%[268]。以往研究报告，青少年失眠的发生率为 3%～39%，而在 16～18 岁青少年中，男生为 12%，女生为 23%[121]。

3. **病理机制和假说** 儿童失眠的病理机制涉及生理、生物节律、神经发育、环境和行为等多层次因素，可从易感因素、促发因素和维持因素进行分析[256, 262, 269]。易感因素包括生物节律失调、内稳态紊乱、睡眠稳定性和自我调节能力延迟出现或倒退、神经发育障碍（如语言、运动和排便控制发育障碍）、躯体或精神障碍，以及困难气质等。在这些易感因素基础上，儿童受到促发因素的作用，导致出现失眠障碍，并进一步在维持因素作用下持续存在。儿童失眠涉及众多的促发因素和维持因素，如放任型教养方式、教养冲突、不当的哄睡方式（如拍睡、摇睡、抱睡和奶睡等）、父母对儿童睡眠的不现实期待、不良的家庭环境，以及应激事件等。

4．临床评估和鉴别诊断　儿童失眠的临床评估应考虑的因素包括睡眠时间、睡眠节律、睡眠相关事件、日常行为、情绪及认知功能等。此外，儿童失眠是生物-心理-社会因素共同作用的结果，与社会、学校和家庭因素密切相关，因此评估需要综合考虑，有时还需要详细询问儿童遭遇的生活事件，如父母离异、转学和搬家等。总之，儿童失眠的临床评估需要覆盖儿童的病史、心理和社会特性等方面综合因素[119, 262, 270]。

（1）病史采集：应仔细询问儿童的病史，包括失眠的起病时间、过去2～4周的睡眠/觉醒状况、失眠的演变过程、既往就诊史、用药史以及日间功能损害等。还应评估儿童是否共患其他睡眠障碍、躯体或精神障碍。"小熊"（BEARS）睡眠筛查工具有助于临床门诊工作中系统地询问睡眠相关病史：就寝问题（bedtime problem，B）、日间过度思睡（excessive daytime sleepiness，E）、夜醒（awakening during the night，A）、睡眠规律及时间（regularity and duration of sleep，R）和睡眠呼吸障碍（sleep disordered breathing，S）[271]。我国发布的《0岁～5岁儿童睡眠卫生指南》中，推荐围绕睡眠时间（儿童1天24小时总共睡多长时间）、入睡/就寝问题（儿童入睡需要多长时间，是否有就寝问题）、睡眠期间问题（儿童睡眠中是否会经常醒来、打鼾、呼吸困难或其他问题）3个关键问题进行门诊问询评估，初步确定儿童存在的睡眠问题[272]。

（2）神经心理发育史和学业表现：失眠儿童的神经心理发育和学业表现通常无特异性。儿童学业表现一般正常，但可能因过于关注失眠对学业表现的影响而症状加重。

（3）家族史：儿童的一级亲属通常存在失眠（史），可作为基因易感性和环境影响的指标。

（4）情绪行为问题：需要评估儿童的情绪行为问题，如焦虑、抑郁、攻击性和多动等。

（5）体格检查和其他辅助检查：体格检查往往不具有特异性，但有助于识别继发性失眠障碍。例如，慢性鼻炎、特应性皮炎以及胃食管反流等均可能导致儿童表现出失眠障碍。

（6）睡眠评估

1）标准化睡眠问卷/量表：对于评估儿童失眠具有重要的临床应用价值。目前，国内的儿童和青少年睡眠模式和质量评估的标准化问卷/量表包括儿童睡眠习惯问卷（Children'S Sleep Habits Questionnaire，CSHQ）[271,273]和儿童睡眠紊乱量表（Sleep Disturbance Scale For Children，SDSC）[274]。CSHQ 适用于 3～12 岁儿童，SDSC 适用于 6～14 岁儿童。中国婴儿睡眠状况评估量表（Infants Sleep Assessment Scales，ISAS）和中国幼儿睡眠状况评估量表（Toddler Sleep Assessment Scale，TSAS）可分别用于评估 0～11 月龄和 12～35 月龄婴幼儿的睡眠状况[275-276]。此外，国际标准化简明婴儿睡眠问卷（Brief Infant Sleep Questionnaire，BISQ）可用于了解 0～3 岁婴幼儿的睡眠状况[277]，但国内尚未建立参评分系统及划界值。

2）睡眠日记：能够反映儿童入睡潜伏期过长、夜醒和早醒方面的情况，帮助确定儿童的失眠症状和严重程度、睡眠节律以及睡眠时间等。在怀疑失眠的情况下，睡眠日记还可提供就寝或睡前活动、药物使用和日间活动等方面的信息。此外，患儿或家长对睡眠困难的主观感知有时比睡眠日记显示的结果严重得多，提示睡眠错误感知。睡眠日记通常需要持续记录 2 周及以上，至少也需要记录 1 周以确认儿童的睡眠 - 觉醒规律和变动性。

3）体动记录仪：是一种简便的儿童睡眠 / 觉醒评估工具，可用于自然环境中长时间客观评估儿童睡眠 - 觉醒模式（如睡眠时间、睡眠潜伏期、睡眠效率和入睡后觉醒时间等）和治疗反应。腕表式体动记录仪外观类似手表，通常佩戴在非利手上，通过检测身体活动评估睡眠 - 活动节律，适用于各年龄儿童青少年。需要注意的是，3 岁以下婴幼儿佩戴在踝关节部位。

4）多导睡眠监测（PSG）：是睡眠评估的金标准。当儿童可能存在 OSA、睡眠相关运动障碍和嗜睡障碍等时，需要采用 PSG 进行评估诊断。但是，不推荐 PSG 单纯用于评估儿童失眠，即 PSG 并非评估儿童失眠的必要程序。

5. **鉴别诊断** 参考成人部分，但重点应与睡眠发育过程中的变异、躯体疾病（如皮肤系统疾病、呼吸系统疾病、消化系统疾病、癫痫、铁缺乏等）、神经发育障碍、精神障碍、物质使用障碍，以及环境因素等进行鉴别[7]。

6. **干预策略**

（1）行为治疗（强推荐，B 级证据）： 儿童失眠最常用的治疗方法是行为治疗，包括睡眠卫生习惯指导、标准消退法、渐进消退法及积极就寝程序等，可根据临床实际选择个体和团体，线下和线上，以及相互结合的方式进行。

1）睡眠卫生习惯指导：儿童失眠的行为治疗通常需要指导儿童建立良好的睡眠卫生习惯。如果儿童的睡眠卫生习惯持续不良，其他行为治疗技术也很难起效。良好的睡眠卫生习惯包括多个方面，如规律的作息时间、舒适的睡眠环境、有助于睡眠的身体活动（睡前应避免剧烈的身体活动）、避免摄入咖啡因、控制和减少屏幕暴露等。

2）标准消退法：从安置儿童上床睡觉到早上起床，除了出于安全和健康方面的考虑，需要忽视儿童的不当行为（如哭闹、叫喊）。目标是通过撤去对不当行为的强化而使其减少或消失。

3）渐进消退法：在预设的一段时间内先忽视儿童的睡前不当行为（哭闹、发脾气或反复要求），然后再简短观察儿童的状况。可使用渐变时间（如先5分钟，再10分钟）或固定时间（每隔5分钟）。与标准消退法一样，其目标是培养儿童的自我安抚能力，使儿童能够不依赖外界特定条件而学会独立入睡。

4）积极就寝程序：帮助儿童建立一套固定顺序、愉快、安静的就寝程序活动，为睡眠做好准备，可包括洗澡、读绘本、抚触和听摇篮曲等，避免刺激性活动，如剧烈运动或屏幕暴露。

5）渐变就寝时间：可以暂时性地推迟儿童的就寝时间，以便能在希望的时间内睡着，随后按照一定的时间表（如15分钟）逐渐将就寝时间提前。如果儿童不能在希望的时间内睡着，就让儿童起床，在安静平和的环境下，儿童想睡了再上床。

6）定时提前唤醒：事先对儿童夜醒规律进行详细记录，然后在常规夜醒时间前15～30分钟，轻拍唤醒儿童，再让其重新入睡，从而使常规夜醒不再出现。尽管这一方法在临床随机对照研究中被证明有效，但是父母接受度较低，且不适用低年龄儿童。

7）父母/学校教育预防：通过对家长或基于学校进行宣传教育，以预防睡眠问题的发生，这通常要与其他行为治疗技术结合使用。

8）认知重建：指导儿童或家长调整失眠相关的消极思维。例如，"今晚或许能睡好"代替"今晚一定睡不着"；"每个人的睡眠需求都不一样"代替"必须睡够8小时"。

9）放松训练：可采用想象放松、渐进性肌肉放松和呼吸放松等多种方法。

10）睡眠限制：限制儿童卧床时间，使卧床时间尽量接近实际睡眠时间，提高睡眠效率。等儿童睡眠效率提高到满意的程度后，再逐渐延长卧床时间以增加睡眠时间。

11）刺激控制：限制在床上或卧室内进行干扰睡眠的活动（如看书、电子产品使用、玩玩具、跑跳），建立积极的入睡行为习惯。

大量证据显示，行为治疗对儿童失眠的干预效果显著，推荐作为一线方案[119, 262, 269, 278]。美国睡眠医学会于2006年发布了针对0～4岁11月龄健康婴幼儿就寝问题和夜醒的治疗指南，基于证据评价认为，行为治疗总体上以及各种技术对改善年幼儿童的就寝问题和夜醒有效[279]。中国医师协会睡眠专业委员会儿童睡眠学组等发布的《中国6岁以下儿童就寝问题和夜醒治疗指南（2023）》，认为行为治疗可显著改善儿童的就寝问题，减少儿童的夜醒时间及夜醒次数，推荐作为一线方案[280]（**强推荐，B级证据**）。该指南还提出了具体实施建议：①需要根据儿童问题特征、气质类型、家长意愿及可接受程度等综合考虑，选择不同类型的行为治疗技术[281-282]；②行为治疗应由具备儿童睡眠医学背景知识的医护或心理健康专业人员与家长共同商定方案，并在实施过程中给予家长指导[283]。

2014年发表的一项系统综述和荟萃分析研究表明，有中等强度证据提示，行为治疗对改善0～5岁儿童在入睡潜伏期、夜醒次数、夜醒时间及睡眠效率的4个指标上均有效，但在更大年龄儿童、青少年以及特殊需求儿童中仅存在低强度级别的证据[256]。2018年另一项系统综述和荟萃分析研究也支持认知行为治疗改善学龄儿童和青少年睡眠的效果，包括增加睡眠时间、缩短入睡潜伏期及减少入睡后醒来时间[284]。

（2）药物治疗（弱推荐，C级证据）：不推荐作为儿童失眠的一线治疗方案，仅当行为治疗无效或睡眠问题持续、严重时可使用[119, 262, 285]。药物治疗通常只用于儿童慢性失眠，并要与行为治疗联合使用，且用药时间不宜过长，需要严密监测。药物治疗应当由精通儿童睡眠医学的专家实施。需要强调的是，中国国家药品监督管理局、美国食品药品管理局、加拿大卫生局等至今均未批准任何一种专门治疗16岁以下儿童失眠的药物，且治疗成人失眠的多数药物不推荐用于儿童[119, 262, 270]。因此，药物应作为其他治疗无效的基础上的最后选择。

儿童失眠药物治疗的有效性、安全性和耐受性方面尚缺乏足够的循证支持，更多是基于临床经验。当存在药物的适应证时，建议考虑以下方面：①药物应当针对主要症状，充分考虑患儿和环境情况；②使用失眠药物前应先治疗其他原发性睡眠障碍（如OSA、不宁腿综合征和PLMD等）；③选择药物需要权衡利弊，与儿童的年龄和神经发育水平适应；④按最短疗程（<4周）和最低有效剂量原则谨慎使用；⑤需要注重用药时机，以免影响效果；⑥要密切监测药物不良反应，特别是在撤药阶段；⑦需关注药物间的相互作用；⑧应当评估非处方药物使用情况。儿童失眠可选用的治疗药物类型包括抗组胺类、α受体激动剂、褪黑素、铁剂、BzRAs等，而褪黑素是在儿童中应用最广泛的药物[119, 262, 270, 286]。

根据《中国6岁以下儿童就寝问题和夜醒治疗指南（2023）》[280]，褪黑素可减少夜醒，苯海拉明不能改善儿童就寝问题和夜醒，因此不推荐药物作为改善儿童就寝问题和夜醒的一线或单独方案，建议仅在行为治疗等效果不佳或睡眠问题持久、严重时，考虑使用褪黑素作为整体治疗方案的一部分（**弱推荐,C 级证据)。美国睡眠医学会早在 2005 年发布了专家共识认为,针对儿童失眠的药物治疗应当是诊断驱动的,需要仔细的临床评估和鉴别诊断,并与行为治疗和睡眠卫生教育联合进行[287]。药物治疗主要针对共患神经发育障碍、广泛性发育障碍、慢性躯体疾病和精神障碍的失眠患儿,而婴幼儿极少有用药指征。西班牙睡眠医学会等于 2017 年发布的专家共识也一致指出,不推荐药物治疗作为改善儿童青少年失眠的首选或单独方案,应该作为整体治疗方案的一部分[286]。其中,推荐褪黑素作为儿童青少年失眠的一线治疗药物,在婴幼儿期,褪黑素初始使用剂量一般为 1～3mg,大年龄儿童为 2.5～5mg,而青少年为 1～5mg,在通常就寝时间前 30～60 分钟使用。

此外,丹麦国家卫生局(Danish Health Authority)于 2022 年发布了《褪黑素治疗儿童青少年睡眠紊乱的国家临床指南》指出,有质量极低的证据(**D 级证据**)显示,褪黑素能够增加总睡眠时间,缩短其入睡潜伏期;有中等质量的证据(**B 级证据**)仅显示轻微不良事件,如头痛、呕吐、红眼、困倦、情绪和认知改变,以及胃肠道问题会显著增加。在此基础上,丹麦国家卫生局针对褪黑素治疗 5～20 岁儿童青少年特发性失眠给予了弱推荐:褪黑素不应作为治疗儿童青少年失眠的首选,而应在睡眠卫生指导和非药物治疗效果不佳,并且日间功能严重受损时,在密切监测下短期使用。褪黑素起始剂量为每天 1～3mg,随后可每周增加 1mg。褪黑素每天使用的最大剂量为 5mg。同时,推荐褪黑素使用疗程应该尽可能短,并且在治疗 14 天和 3 个月后需要评估治疗效果。如果睡眠日记评估在总睡眠时间、入睡潜伏期等睡眠参数上显示很少或没有效果,应当停止使用。如果治疗效果好,并且需要维持治疗,至少每 6 个月采用睡眠日记重新评估治疗方案。在暂停或逐渐减少褪黑素的使用时,也应当采用睡眠日记评估儿童青少年的睡眠模式。需要注意的是,应当在一段时间内逐渐减少剂量的方式停止褪黑素的使用[288-289]。

针对 5～20 岁儿童青少年(包括共患神经发育障碍)失眠的褪黑素治疗,丹麦国家卫生局开展的荟萃分析研究发现,有中等强度的证据(**B 级证据**)显示,褪黑素治疗与严重的不良事件无关,但出现非严重不良事件的风险增加,且在低年龄儿童中还需要更多证据评估。此外,极低强度的证据(**D 级证据**)显示褪黑素对青春期发育的影响依赖于疗程,治疗 2～4 年后,对青春期发育没有或仅有较小影响,但治疗 7 年后显示潜在的青春期发育延迟[290]。

国际儿科睡眠学会(International Pediatric Sleep Association, IPSA)指出,针对自闭症和神经遗传障碍患儿失眠的褪黑素治疗,需要在医疗人员的指导和监测下进行,使用剂量为 2～10mg[291]。针对神经发育障碍儿童失眠的药物治疗,除使用最为广泛的褪黑素外,还包括一些促眠药物的超说明书用药。

一份欧洲专家用药建议中指出苯海拉明、加巴喷丁、可乐定对儿童失眠有一定的应用前景，但相关的药物耐受性及剂量选择仍不确定，需要进一步研究[292]。苯海拉明是最常用的抗组胺药，是一种竞争性的 H_1 组胺受体拮抗剂。成人的推荐剂量为 25～50mg，而儿童的有效剂量为 0.5mg/kg，最高可达 25mg。可乐定对合并自闭症和其他神经发育障碍儿童的睡眠障碍有效，剂量范围为 0.05～0.225mg/d[293]。苯二氮䓬类促眠药物是在成人睡眠障碍中应用最广泛的药物，但因其潜在的认知损害及药物依赖效应在儿童中的应用有限。既往研究发现，非苯二氮䓬类的药物，如唑吡坦[294]和艾司佐匹克隆[295]对儿童睡眠障碍没有显著的治疗效果。病例研究报道，加巴喷丁是一种安全且耐受性良好的治疗药物，睡前 30～45 分钟平均使用 5mg/kg（范围 3～7.5mg/kg）的加巴喷丁，最大剂量为 15mg/kg（范围 6～15mg/kg），使 78% 的儿童睡眠有所改善[296]。

（3）光照治疗：目前仍缺乏儿童失眠光照治疗的研究，在青少年中的应用也局限于小样本研究。已有研究中光照治疗的手段不尽相同，有采用特定波长、特定亮度的光疗设备的，也有使用自然光进行光照治疗的。2023 年的一项网状荟萃分析研究，考查了非药物治疗和褪黑素对 0～18 岁健康儿童青少年失眠的干预效果[297]。该研究中分 4 种治疗：循证心理治疗，即行为治疗；褪黑素；光照治疗；行为治疗联合光照治疗。结果发现，尽管 4 个治疗组睡眠均有改善，但在入睡潜伏期上，光照治疗和褪黑素比行为治疗有更强效果，不管其是否联合光照治疗；在入睡后醒来时间上，行为治疗及其联合光照治疗效果最佳；而在总睡眠时间上，行为治疗联合光照治疗效果最佳。因此，针对特定失眠问题，行为治疗联合光照治疗可获得更优的干预效果。同时，也有研究发现，在提前入睡时间上，单独光照治疗的效果弱于单独的褪黑素治疗[298]。

参 考 文 献

［1］RIEMANN D，BAGLIONI C，BASSETTI C，et al. European guideline for the diagnosis and treatment of insomnia. J Sleep Res，2017，26（6）：675-700.

［2］HAUK L. Treatment of chronic insomnia in adults：ACP guideline. Am Fam Physician，2017，95（10）：669-670.

［3］SATEIA M J.，BUYSSE D J，KRYSTAL A D，et al. Clinical practice guideline for the pharmacologic treatment of chronic insomnia in adults：an American Academy of Sleep Medicine Clinical practice guideline. J Clin Sleep Med，2017，13（2）：307-349.

［4］PRAHARAJ S K，GUPTA R，GAUR N. Clinical practice guideline on management of sleep disorders in the elderly. Indian J Psychiatry，2018，60（Suppl 3）：S383-S396.

［5］MYSLIWIEC V，MARTIN J L，ULMER C S，et al. The management of chronic insomnia disorder and obstructive sleep apnea：synopsis of the 2019 U.S. Department of Veterans Affairs and U.S. Department of Defense clinical practice guidelines. Ann Intern Med，2020，172（5）：325-336.

［6］EDINGER J D，ARNEDT J T，BERTISCH S M，et al. Behavioral and psychological treatments for chronic insomnia disorder in adults：an American Academy of Sleep Medicine clinical practice guideline. J Clin Sleep Med，2021，17（2）：255-262.

［7］PIN A G，SOTO I V，JURADO L M，et al. Insomnia in children and adolescents. A consensus document. An Pediatr（Barc），2017，86（3）：165.e1-165.e11.

［8］WILSON S，ANDERSON K，BALDWIN D，et al. British Association for Psychopharmacology consensus statement on evidence-based treatment of insomnia，parasomnias and circadian rhythm disorders：an update. J Psychopharmacol，2019，33（8）：923-947.

［9］PALAGINI L，MANNI R，AGUGLIA E，et al. Evaluation and management of insomnia in clinical practice and in the time of CoViD-19 in Italy：expert consensus and task-force recommendations from five scientific societies. Riv Psichiatr，2020，55（6）：337-341.

［10］ROSENBERG R P，BENCA R，DOGHRAMJI P，et al. A 2023 update on managing insomnia in primary care：insights from an expert consensus group. Prim Care Companion CNS Disord，2023，25（1）：22nr03385.

［11］TAKAESU Y，SAKURAI H，AOKI Y，et al. Treatment strategy for insomnia disorder：Japanese expert consensus. Front Psychiatry，2023，14：1168100.

［12］DIKEOS D，WICHNIAK A，KTONAS P Y，et al. The potential of biomarkers for diagnosing insomnia：Consensus statement of the WFSBP Task Force on Sleep Disorders. World J Biol Psychiatry，2023，24（8）：614-642.

［13］科技部"十一五"国家科技支撑计划重点课题心理疾患防治研究与示范项目研究课题组，汪卫东，李涛，等. 基于个体化的失眠症中医临床实践指南. 世界睡眠医学杂志，2016，3（2）：65-79.

［14］中国中医科学院失眠症中医临床实践指南课题组. 失眠症中医临床实践指南（WHO/WPO）. 世界睡眠医学杂志，2016，3（1）：8-25.

［15］中国睡眠研究会. 中国失眠症诊断和治疗指南. 中华医学杂志，2017，97（24）：1844-1856.

［16］中华医学会神经病学分会，中华医学会神经病学分会睡眠障碍学组. 中国成人失眠诊断与治疗指南（2017版）. 中华神经科杂志，2018，51（5）：324-355.

［17］中华医学会神经病学分会睡眠障碍学组. 中国成人失眠诊断与治疗指南（2023版）. 中华神经科杂志，2024，57（6）：560-584.

［18］中国医师协会全科医师分会双心学组，心血管疾病合并失眠诊疗中国专家共识组. 心血管疾病合并失眠诊疗中国专家共识. 中华内科杂志，2017，56（4）：310-315.

［19］王赞，李雁鹏. 曲唑酮治疗失眠及其相关抑郁、焦虑的专家共识. 神经疾病与精神卫生，2019，19（1）：96-101.

［20］中华医学会神经病学分会，中华医学会神经病学分会睡眠障碍学组，中华医学会神经病学分会神经心理与行为神经病学学组. 中国成人失眠伴抑郁焦虑诊治专家共识. 中华神经科杂志，2020，53（8）：564-574.

［21］中国民族医药学会睡眠分会. 中国民族医药治疗成人失眠的专家共

识. 北京中医药大学学报, 2022, 45 (1): 21-28.

[22] 中华预防医学会更年期保健分会, 中国人体健康科技促进会妇科内分泌和生育力促进专委会, 北京中西医结合学会更年期专业委员会. 绝经相关失眠临床管理中国专家共识. 中国全科医学, 2023, 26 (24): 2951-2958.

[23] 中国睡眠研究会, 张斌, 艾思志, 等. 失眠数字疗法中国专家共识. 中国全科医学, 2024, 27 (4): 381-390.

[24] 中华医学会心身医学分会数字心身医学协作学组, 失眠症数字疗法的中国专家共识写作组. 失眠症数字疗法的中国专家共识 (2024 版). 中华医学杂志, 2024, 104 (09): 650-661.

[25] 中国睡眠研究会. 基层医疗机构失眠症诊断和治疗中国专家共识. 中华医学杂志, 2024, 104 (25): 2296-2307.

[26] COLLABORATION T A. The ADAPTE process: resource toolkit for guideline adaptation: version 2.0. 2009. http://www.g-i-n.net.

[27] 谢利民, 王文岳. 《临床指南研究与评价系统 II》简介. 中西医结合学报, 2012, 10 (2): 160-165.

[28] 陈薇, 方赛男, 刘建平, 等. 国际循证医学证据分级体系的发展与现状. 中国中西医结合杂志, 2017, 37 (12): 1413-1419.

[29] 李幼平, 李静. 循证医学. 4 版. 北京: 高等教育出版社, 2020.

[30] 张方圆, 沈傲梅, 曾宪涛, 等. 系统评价方法学质量评价工具 AMSTAR 2 解读. 中国循证心血管医学杂志, 2018, 10 (1): 14-18.

[31] WHELTON P K, CAREY R M, ARONOW W S, et al. 2017 ACC/AHA/AAPA/ABC/ACPM/AGS/APhA/ASH/ASPC/NMA/PCNA guideline for the prevention, detection, evaluation, and management of high blood pressure in adults: a report of the American College of Cardiology/American Heart Association Task Force on Clinical Practice Guidelines. J Am Coll Cardiol, 2018, 71 (19): e127-e248.

[32] J H. The Oxford 2011 levels of evidence. 2011. http://www. cebm. net/index. aspx? o= 5653.

[33] SCHUTTE-RODIN S, BROCH L, BUYSSE D, et al. Clinical guideline for the evaluation and management of chronic insomnia in adults. J Clin Sleep Med, 2008, 4 (5): 487-504.

[34] 中国睡眠研究会. 日间过度思睡临床诊断和治疗专家共识. 中华医学杂志, 2023, 103 (15): 1103-1118.

[35] 邓方仪, 唐瑞, 张丽清, 等. 成人失眠障碍的临床亚型及其临床意义.

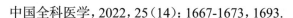

中国全科医学, 2022, 25 (14): 1667-1673, 1693.

[36] BJOROY I, JORGENSEN V A, PALLESEN S, et al. The prevalence of insomnia subtypes in relation to demographic characteristics, anxiety, depression, alcohol consumption and use of hypnotics. Front Psychol, 2020, 11: 527.

[37] BUYSSE D J. Insomnia. JAMA, 2013, 309 (7): 706-716.

[38] GE L, GUYATT G, TIAN J, et al. Insomnia and risk of mortality from all-cause, cardiovascular disease, and cancer: systematic review and meta-analysis of prospective cohort studies. Sleep Med Rev, 2019, 48: 101215.

[39] LI Y, ZHANG X, WINKELMAN J W, et al. Association between insomnia symptoms and mortality: a prospective study of U.S. men. Circulation, 2014, 129 (7): 737-746.

[40] MAHMOOD A, RAY M, WARD K D, et al. Longitudinal associations between insomnia symptoms and all-cause mortality among middle-aged and older adults: a population-based cohort study. Sleep, 2022, 45 (6): zsac019.

[41] MAHMOOD A, RAY M, DOBALIAN A, et al. Insomnia symptoms and incident heart failure: a population-based cohort study. Eur Heart J, 2021, 42 (40): 4169-4176.

[42] YAO C W, PELLETIER A, FERESHTEHNEJAD S M, et al. Insomnia symptom subtypes and manifestations of prodromal neurodegeneration: a population-based study in the Canadian Longitudinal Study on Aging. J Clin Sleep Med, 2022, 18 (2): 345-359.

[43] SKARPSNO E S, MORK P J, MARCUZZI A, et al. Subtypes of insomnia and the risk of chronic spinal pain: the HUNT study. Sleep Med, 2021, 85: 15-20.

[44] VGONTZAS A N, FERNANDEZ-MENDOZA J, LIAO D, et al. Insomnia with objective short sleep duration: the most biologically severe phenotype of the disorder. Sleep Med Rev, 2013, 17 (4): 241-254.

[45] DAI Y, CHEN B, CHEN L, et al. Insomnia with objective, but not subjective, short sleep duration is associated with increased risk of incident hypertension: the sleep heart health study. J Clin Sleep Med., 2023, 19 (8): 1421-1428.

[46] LI Y, VGONTZAS A N, FERNANDEZ-MENDOZA J, et al. Insomnia with physiological hyperarousal is associated with hypertension. Hypertension, 2015, 65 (3): 644-650.

［47］DAI Y，CHEN B，CHEN L，et al. Insomnia with objective short sleep duration is associated with hypertension. J Sleep Res，2023，32（4）：e13833.

［48］VGONTZAS A N，PUZINO K，FERNANDEZ-MENDOZA J，et al. Effects of trazodone versus cognitive behavioral therapy in the insomnia with short sleep duration phenotype：a preliminary study. J Clin Sleep Med，2020，16（12）：2009-2019.

［49］LI Y，VGONTZAS A N，FERNANDEZ-MENDOZA J，et al. Effect of trazodone versus cognitive-behavioural treatment on high-and slow-frequency activity during non-rapid eye movement sleep in chronic insomnia：a pilot，randomized clinical trial. J Sleep Res，2021，30（5）：e13324.

［50］SUN Q，DAI Y，CHEN B，et al. The underestimation of sleep duration phenotype is associated with better treatment response to cognitive behavior therapy for insomnia in patients with chronic insomnia：a preliminary study. J Clin Sleep Med，2022，18（10）：2443-2450.

［51］BLANKEN T F，BENJAMINS J S，BORSBOOM D，et al. Insomnia disorder subtypes derived from life history and traits of affect and personality. Lancet Psychiatry，2019，6（2）：151-163.

［52］ZHANG H，SUN H，LI J，et al. Subtypes of insomnia revealed by the heterogeneity of neuroanatomical patterns：A structural MRI study. Biol Psychol，2023，180：108591.

［53］MORIN C M，JARRIN D C. Epidemiology of insomnia：prevalence，course，risk factors，and public health burden. Sleep Med Clin，2022，17（2）：173-191.

［54］OHAYON M M. Epidemiology of insomnia：what we know and what we still need to learn. Sleep Med Rev，2002，6（2）：97-111.

［55］OHAYON M M，REYNOLDS C R. Epidemiological and clinical relevance of insomnia diagnosis algorithms according to the DSM-Ⅳ and the International Classification of Sleep Disorders（ICSD）. Sleep Med，2009，10（9）：952-960.

［56］XIANG Y T，MA X，CAI Z J，et al. The prevalence of insomnia，its sociodemographic and clinical correlates，and treatment in rural and urban regions of Beijing，China：a general population-based survey. Sleep，2008，31（12）：1655-1662.

［57］ZOU Y，CHEN Y，YU W，et al. The prevalence and clinical risk factors of insomnia in the Chinese elderly based on comprehensive geriatric assessment in Chongqing population. Psychogeriatrics, 2019, 19(4): 384-390.

［58］WONG W S, FIELDING R. Prevalence of insomnia among Chinese adults in Hong Kong: a population-based study. J Sleep Res, 2011, 20(1 Pt 1): 117-126.

［59］MORIN C M, LEBLANC M, IVERS H, et al. Monthly fluctuations of insomnia symptoms in a population-based sample. Sleep, 2014, 37(2): 319-326.

［60］LEBLANC M, MERETTE C, SAVARD J, et al. Incidence and risk factors of insomnia in a population-based sample. Sleep, 2009, 32(8): 1027-1037.

［61］MORIN C M, JARRIN D C, IVERS H, et al. Incidence, persistence, and remission rates of insomnia over 5 years. JAMA Netw Open, 2020, 3(11): e2018782.

［62］JANSON C, LINDBERG E, GISLASON T, et al. Insomnia in men-a 10-year prospective population based study. Sleep, 2001, 24(4): 425-430.

［63］ZHANG J, LAM S P, LI S X, et al. Longitudinal course and outcome of chronic insomnia in Hong Kong Chinese children: a 5-year follow-up study of a community-based cohort. Sleep, 2011, 34(10): 1395-1402.

［64］ZHANG J, LAM S P, LI S X, et al. Long-term outcomes and predictors of chronic insomnia: a prospective study in Hong Kong Chinese adults. Sleep Med, 2012, 13(5): 455-462.

［65］CHIU H F, LEUNG T, LAM L C, et al. Sleep problems in Chinese elderly in Hong Kong. Sleep, 1999, 22(6): 717-726.

［66］SU T P, HUANG S R, CHOU P. Prevalence and risk factors of insomnia in community-dwelling Chinese elderly: a Taiwanese urban area survey. Aust N Z J Psychiatry, 2004, 38(9): 706-713.

［67］ROBERTS R E, SHEMA S J, KAPLAN G A. Prospective data on sleep complaints and associated risk factors in an older cohort. Psychosom Med, 1999, 61(2): 188-196.

［68］ZHANG B, WING Y K. Sex differences in insomnia: a meta-analysis. Sleep, 2006, 29(1): 85-93.

［69］KALMBACH D A, PILLAI V, ARNEDT J T, et al. Identifying at-risk individuals for insomnia using the Ford Insomnia Response to Stress Test. Sleep, 2016, 39(2): 449-456.

［70］SWEETMAN A，LACK L，MCEVOY R D，et al. Bi-directional relationships between co-morbid insomnia and sleep apnea（COMISA）. Sleep Med Rev，2021，60：101519.

［71］AHMADI R，RAHIMI-JAFARI S，OLFATI M，et al. Insomnia and post-traumatic stress disorder：a meta-analysis on interrelated association（n = 57，618）and prevalence（n = 573，665）. Neurosci Biobehav Rev，2022，141：104850.

［72］ZHENG B，YU C，LV J，et al. Insomnia symptoms and risk of cardiovascular diseases among 0.5 million adults：a 10-year cohort. Neurology，2019，93（23）：e2110-e2120.

［73］LAUGSAND L E，VATTEN L J，PLATOU C，et al. Insomnia and the risk of acute myocardial infarction：a population study. Circulation，2011，124（19）：2073-2081.

［74］SAWADOGO W，ADERA T，ALATTAR M，et al. Association Between Insomnia Symptoms and Trajectory With the Risk of Stroke in the Health and Retirement Study. Neurology，2023，101（5）：e475-e488.

［75］于逢春，张晨. 卒中相关睡眠障碍评估与管理中国专家共识2023. 中国卒中杂志，2023，18（2）：221-239.

［76］BAYLAN S，GRIFFITHS S，GRANT N，et al. Incidence and prevalence of post-stroke insomnia：A systematic review and meta-analysis. Sleep Med Rev，2020，49：101222.

［77］ZENG X，DORSTYN D S，EDWARDS G，et al. The prevalence of insomnia in multiple sclerosis：a meta-analysis. Sleep Med Rev，2023，72：101842.

［78］MAGGI G，VITALE C，CERCIELLO F，et al. Sleep and wakefulness disturbances in Parkinson's disease：a meta-analysis on prevalence and clinical aspects of REM sleep behavior disorder，excessive daytime sleepiness and insomnia. Sleep Med Rev，2023，68：101759.

［79］CHEN D W，WANG J，ZHANG L L，et al. Cerebrospinal Fluid Amyloid-beta Levels are Increased in Patients with Insomnia. J Alzheimers Dis，2018，61（2）：645-651.

［80］CHEKANI F，FLEMING S P，MIRCHANDANI K，et al. Prevalence and risk of behavioral symptoms among patients with insomnia and Alzheimer's disease：a retrospective database analysis. J Am Med Dir Assoc，2023，24（12）：1967-1973.

［81］ GUARNIERI B, ADORNI F, MUSICCO M, et al. Prevalence of sleep disturbances in mild cognitive impairment and dementing disorders: a multicenter Italian clinical cross-sectional study on 431 patients. Dement Geriatr Cogn Disord, 2012, 33 (1): 50-58.

［82］ ISOMURA K, SIDORCHUK A, SEVILLA-CERMENO L, et al. Insomnia in Tourette syndrome and chronic tic disorder. Mov Disord, 2022, 37 (2): 392-400.

［83］ BUDHIRAJA R, ROTH T, HUDGEL D W, et al. Prevalence and polysomnographic correlates of insomnia comorbid with medical disorders. Sleep, 2011, 34 (7): 859-867.

［84］ LI S Q, SUN X W, ZHANG L, et al. Impact of insomnia and obstructive sleep apnea on the risk of acute exacerbation of chronic obstructive pulmonary disease. Sleep Med Rev, 2021, 58: 101444.

［85］ BRUMPTON B, MAI X M, LANGHAMMER A, et al. Prospective study of insomnia and incident asthma in adults: the HUNT study. Eur Respir J, 2017, 49 (2): 1601327.

［86］ MATSUMOTO H, UGAWA Y. Adverse events of tDCS and tACS: a review. Clin Neurophysiol Pract, 2017, 2: 19-25.

［87］ LU J L, FREIRE A X, MOLNAR M Z, et al. Association of Chronic Insomnia With Mortality and Adverse Renal Outcomes. Mayo Clin Proc, 2018, 93 (11): 1563-1570.

［88］ NOVAK M, MOLNAR M Z, AMBRUS C, et al. Chronic insomnia in kidney transplant recipients. Am J Kidney Dis, 2006, 47 (4): 655-665.

［89］ DE BAETS L, RUNGE N, LABIE C, et al. The interplay between symptoms of insomnia and pain in people with osteoarthritis: A narrative review of the current evidence. Sleep Med Rev, 2023, 70: 101793.

［90］ YANG Q, BORGES M C, SANDERSON E. et al. Associations between insomnia and pregnancy and perinatal outcomes: evidence from mendelian randomization and multivariable regression analyses. PLoS Med, 2022, 19 (9): e1004090.

［91］ A M. Insomnia linked to premature birth in study of 3 million mothers. Nature, 2017, 548 (7666): 145.

［92］ SIVERTSEN B, LALLUKKA T, SALO P. The economic burden of insomnia at the workplace. An opportunity and time for intervention?. Sleep,

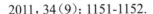

2011, 34 (9): 1151-1152.

[93] WICKWIRE E M, VADLAMANI A, TOM S E, et al. Economic aspects of insomnia medication treatment among Medicare beneficiaries. Sleep, 2020, 43 (1): zsz192.

[94] REYNOLDS A C, COENEN P, LECHAT B, et al. Insomnia and workplace productivity loss among young working adults: a prospective observational study of clinical sleep disorders in a community cohort. Med J Aust, 2023, 219 (3): 107-112.

[95] RIEMANN D, SPIEGELHALDER K, FEIGE B, et al. The hyperarousal model of insomnia: a review of the concept and its evidence. Sleep Med Rev, 2010, 14 (1): 19-31.

[96] SPIELMAN A J, CARUSO L S, GLOVINSKY P B. A behavioral perspective on insomnia treatment. Psychiatr Clin North Am, 1987, 10 (4): 541-553.

[97] RIEMANN D, SPIEGELHALDER K, NISSEN C, et al. REM sleep instability: a new pathway for insomnia?. Pharmacopsychiatry, 2012, 45 (5): 167-176.

[98] VAN SOMEREN E. Brain mechanisms of insomnia: new perspectives on causes and consequences. Physiol Rev, 2021, 101 (3): 995-1046.

[99] MORIN C M, BELLEVILLE G, BELANGER L, et al. The Insomnia Severity Index: psychometric indicators to detect insomnia cases and evaluate treatment response. Sleep, 2011, 34 (5): 601-608.

[100] 肖卫东, 刘平, 马弘, 等. 睡眠障碍评定量表的信度和效度分析. 中国心理卫生杂志, 2007, 21 (1): 40-41, 51.

[101] SOLDATOS C R, DIKEOS D G, PAPARRIGOPOULOS T J. Athens Insomnia Scale: validation of an instrument based on ICD-10 criteria. J Psychosom Res, 2000, 48 (6): 555-560.

[102] YANG C M, HUNG C Y, LEE H C. Stress-related sleep vulnerability and maladaptive sleep beliefs predict insomnia at long-term follow-up. J Clin Sleep Med, 2014, 10 (9): 997-1001.

[103] YANG C M, LIN S C, HSU S C, et al. Maladaptive sleep hygiene practices in good sleepers and patients with insomnia. J Health Psychol, 2010, 15 (1): 147-155.

[104] 高存友, 甘景梨, 赵兰民, 等. 福特应激失眠反应测试量表中文版的初步应用. 临床精神医学杂志, 2014, 24 (5): 305-307.

[105] 溥弋棋, 吴艾柯, 赵昱翰, 等. 中文版福特应激性失眠反应测验在短期失眠障碍患者中的心理测量学特征. 中国临床新医学, 2024, 17（1）: 6-11.

[106] 李伟霞, 穆叶色·艾则孜, 谢植涛, 等. 清晨型与夜晚型量表 -5 项测评技工学校学生的效度和信度. 中国心理卫生杂志, 2016, 30（6）: 406-412.

[107] 张斌, 郝彦利, 荣润国. 清晨型与夜晚型评定量表的信度与效度. 中国行为医学科学, 2006, 15（9）: 856-858.

[108] DAMIANI M F, QUARANTA V N, FALCONE V A, et al. The Epworth Sleepiness Scale: conventional self vs physician administration. Chest, 2013, 143（6）: 1569-1575.

[109] HODDES E, DEMENT W C, ZARCONE V. The development and use of the Stanford sleepiness scale（SSS）. Pschophysiology, 1972（9）: 150.

[110] AASM The AASM Manual for the Scoring of Sleep and Associated Events. Rules, Terminology and Technical Specifications. 2.6 ed. Darien: American Academy of Sleep Medicine, 2012.

[111] AASM. International Classification of Sleep Disorders. 3rd ed. Darien: American Academy of Sleep Medicine, 2014.

[112] KRYGER M H, ROTH T GOLDSTEIN C A. Principles and practice of sleep medicine 7 ed. St. Louis. Elsevier Health Sciences, 2021.

[113] ANDRILLON T, SOLELHAC G, BOUCHEQUET P, et al. Revisiting the value of polysomnographic data in insomnia: more than meets the eye. Sleep Med, 2020, 66: 184-200.

[114] BENZ F, RIEMANN D, DOMSCHKE K, et al. How many hours do you sleep? A comparison of subjective and objective sleep duration measures in a sample of insomnia patients and good sleepers. J Sleep Res, 2023, 32（2）: e13802.

[115] PERLIS M L, POSNER D, RIEMANN D, et al. Insomnia. Lancet, 2022, 400（10357）: 1047-1060.

[116] FRASE L, NISSEN C, SPIEGELHALDER K, et al. The importance and limitations of polysomnography in insomnia disorder-a critical appraisal. J Sleep Res, 2023, 32（6）: e14036.

[117] FRASE L, NISSEN C, RIEMANN D, et al. Making sleep easier: pharmacological interventions for insomnia. Expert Opin Pharmacother, 2018, 19（13）: 1465-1473.

[118] LITTNER M, HIRSHKOWITZ M, KRAMER M, et al. Practice

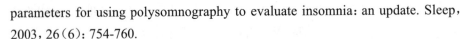
parameters for using polysomnography to evaluate insomnia: an update. Sleep, 2003, 26(6): 754-760.

[119] PINTO L J, ALVES R C, CAIXETA E, et al. New guidelines for diagnosis and treatment of insomnia. Arq Neuropsiquiatr, 2010, 68(4): 666-675.

[120] LITTNER M R, KUSHIDA C, WISE M, et al. Practice parameters for clinical use of the multiple sleep latency test and the maintenance of wakefulness test. Sleep, 2005, 28(1): 113-121.

[121] AASM. ICSD-3 TR: International Classification of Sleep Disorders. 3rd ed. Darien: American Academy of Sleep Medicine, 2023.

[122] SCHUTTE-RODIN S, BROCH L, BUYSSE D, et al. Clinical guideline for the evaluation and management of chronic insomnia in adults. J Clin Sleep Med, 2008, 4(5): 487-504.

[123] MORGENTHALER T, ALESSI C, FRIEDMAN L, et al. Practice parameters for the use of actigraphy in the assessment of sleep and sleep disorders: an update for 2007. Sleep, 2007, 30(4): 519-529.

[124] 陆林. 中国失眠障碍综合防治指南. 北京: 人民卫生出版社, 2019.

[125] 中华医学会神经病学分会, 中华医学会神经病学分会睡眠障碍学组. 中国成人失眠诊断与治疗指南(2017版). 中华神经科杂志, 2018, 51(5): 324-335.

[126] SMITH M T, PERLIS M L, PARK A, et al. Comparative meta-analysis of pharmacotherapy and behavior therapy for persistent insomnia. Am J Psychiatry, 2002, 159(1): 5-11.

[127] BLOOM H G, AHMED I, ALESSI C A, et al. Evidence-based recommendations for the assessment and management of sleep disorders in older persons. J Am Geriatr Soc, 2009, 57(5): 761-789.

[128] ELLIS J G, CUSHING T, GERMAIN A. Treating acute insomnia: a randomized controlled trial of a "single-shot" of cognitive behavioral therapy for insomnia. Sleep, 2015, 38(6): 971-978.

[129] ZHANG C, ZENG S, XU Y, et al. Baseline symptoms of depression and anxiety negatively impact the effectiveness of CBTi in treating acute insomnia among young adults. Gen Psychiatr, 2023, 36(3): e101013.

[130] YANG L, ZHANG J, LUO X, et al. Effectiveness of one-week internet-delivered cognitive behavioral therapy for insomnia to prevent progression from acute to chronic insomnia: a two-arm, multi-center, randomized controlled

trial. Psychiatry Res, 2023, 321: 115066.

[131] FANG L, LYU Z, AI S, et al. Is cognitive behavioral therapy for insomnia (CBTI) more cost-effective? New-perspective on economic evaluations: a systematic review and meta-analysis. Sleep, 2024, 47 (8): zsae122.

[132] 张斌. 中国失眠障碍诊断和治疗指南. 北京: 人民卫生出版社, 2016.

[133] KRYGER M H, ROTH T, GOLDSTEIN C A, et al. Principles and Practice of Sleep Medicine. Philadelphia, PA: Elsevier/Saunders, 2021.

[134] LAWRENSON J G, HULL C C, DOWNIE L E. The effect of blue-light blocking spectacle lenses on visual performance, macular health and the sleep-wake cycle: a systematic review of the literature. Ophthalmic Physiol Opt, 2017, 37 (6): 644-654.

[135] LEERSSEN J, LAKBILA-KAMAL O, DEKKERS L, et al. Treating insomnia with high risk of depression using therapist-guided digital cognitive, behavioral, and circadian rhythm support interventions to prevent worsening of depressive symptoms: a randomized controlled trial. Psychother Psychosom, 2022, 91 (3): 168-179.

[136] ZHANG Y, CORDINA-DUVERGER E, KOMARZYNSKI S, et al. Digital circadian and sleep health in individual hospital shift workers: a cross sectional telemonitoring study. EBioMedicine, 2022, 81: 104121.

[137] HUEDO-MEDINA T B, KIRSCH I, MIDDLEMASS J, et al. Effectiveness of non-benzodiazepine hypnotics in treatment of adult insomnia: meta-analysis of data submitted to the Food and Drug Administration. BMJ, 2012, 345: e8343.

[138] HOLBROOK A, CROWTHER R, LOTTER A, et al. The role of benzodiazepines in the treatment of insomnia: meta-analysis of benzodiazepine use in the treatment of insomnia. J Am Geriatr Soc, 2001, 49 (6): 824-826.

[139] SMINK B E, EGBERTS A C, LUSTHOF K J, et al. The relationship between benzodiazepine use and traffic accidents: a systematic literature review. CNS Drugs, 2010, 24 (8): 639-653.

[140] WOOLCOTT J C, RICHARDSON K J, WIENS M O, et al. Meta-analysis of the impact of 9 medication classes on falls in elderly persons. Arch Intern Med, 2009, 169 (21): 1952-1960.

[141] BILLIOTI D G S, MORIDE Y, DUCRUET T, et al. Benzodiazepine

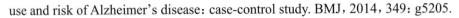

use and risk of Alzheimer's disease: case-control study. BMJ, 2014, 349: g5205.

[142] WINKELMAN J W. Clinical practice. Insomnia Disorder. N Engl J Med, 2015, 373(15): 1437-1444.

[143] HAIR P I, MCCORMACK P L, CURRAN M P. Eszopiclone: a review of its use in the treatment of insomnia. Drugs, 2008, 68(10): 1415-1434.

[144] KANTO J H. Midazolam: the first water-soluble benzodiazepine. Pharmacology, pharmacokinetics and efficacy in insomnia and anesthesia. Pharmacotherapy, 1985, 5(3): 138-155.

[145] LI Y, ZHANG R, ZHOU Y, et al. Efficacy and safety of dimdazenil in the adult insomnia patients: a phase II randomized, multicenter, double-blind, placebo-controlled, and parallel-group study. Sleep, 2024, 47(2): zsad271.

[146] AIT-DAOUD N, HAMBY A S, SHARMA S, et al. A review of alprazolam use, misuse, and withdrawal. J Addict Med, 2018, 12(1): 4-10.

[147] CALCATERRA N E, BARROW J C. Classics in chemical neuroscience: diazepam(valium). ACS Chem Neurosci, 2014, 5(4): 253-260.

[148] HERRING W J, CONNOR K M, IVGY-MAY N, et al. Suvorexant in patients with insomnia: results from two 3-month randomized controlled clinical trials. Biol Psychiatry, 2016, 79(2): 136-148.

[149] MICHELSON D, SNYDER E, PARADIS E, et al. Safety and efficacy of suvorexant during 1-year treatment of insomnia with subsequent abrupt treatment discontinuation: a phase 3 randomised, double-blind, placebo-controlled trial. Lancet Neurol, 2014, 13(5): 461-471.

[150] MCELROY H, O'LEARY B, ADENA M, et al. Comparative efficacy of lemborexant and other insomnia treatments: a network meta-analysis. J Manag Care Spec Pharm, 2021, 27(9): 1296-1308.

[151] SCOTT L J. Lemborexant: first approval. Drugs, 2020, 80(4): 425-432.

[152] YARDLEY J, KARPPA M, INOUE Y, et al. Long-term effectiveness and safety of lemborexant in adults with insomnia disorder: results from a phase 3 randomized clinical trial. Sleep Med, 2021, 80: 333-342.

[153] ROSENBERG R, CITROME L, DRAKE C L. Advances in the treatment of chronic insomnia: a narrative review of new nonpharmacologic and pharmacologic therapies. Neuropsychiatr Dis Treat, 2021, 17: 2549-2566.

[154] ZAMMIT G, ERMAN M, WANG-WEIGAND S, et al. Evaluation of the efficacy and safety of ramelteon in subjects with chronic insomnia. J Clin

Sleep Med，2007，3（5）：495-504.

［155］LANKFORD D A. Tasimelteon for insomnia. Expert Opin Investig Drugs，2011，20（7）：987-993.

［156］FERGUSON S A，RAJARATNAM S M，DAWSON D. Melatonin agonists and insomnia. Expert Rev Neurother，2010，10（2）：305-318.

［157］KRYSTAL A D，LANKFORD A，DURRENCE H H，et al. Efficacy and safety of doxepin 3 and 6 mg in a 35-day sleep laboratory trial in adults with chronic primary insomnia. Sleep，2011，34（10）：1433-1442.

［158］ATKIN T，COMAI S，GOBBI G. Drugs for insomnia beyond benzodiazepines：pharmacology，clinical applications，and discovery. Pharmacol Rev，2018，70（2）：197-245.

［159］WINOKUR A，DEMARTINIS N R，MCNALLY D P，et al. Comparative effects of mirtazapine and fluoxetine on sleep physiology measures in patients with major depression and insomnia. J Clin Psychiatry，2003，64（10）：1224-1229.

［160］KHAZAIE H，REZAIE L，DARVISHI F，et al. Treatment of paradoxical insomnia with atypical antipsychotic drugs. A comparison of olanzapine and risperidone. Neurosciences（Riyadh），2013，18（1）：64-69.

［161］SALANITRO M，WRIGLEY T，GHABRA H，et al. Efficacy on sleep parameters and tolerability of melatonin in individuals with sleep or mental disorders：a systematic review and meta-analysis. Neurosci Biobehav Rev，2022，139：104723.

［162］FATEMEH G，SAJJAD M，NILOUFAR R，et al. Effect of melatonin supplementation on sleep quality：a systematic review and meta-analysis of randomized controlled trials. J Neurol，2022，269（1）：205-216.

［163］ZISAPEL N. New perspectives on the role of melatonin in human sleep，circadian rhythms and their regulation. Br J Pharmacol，2018，175（16）：3190-3199.

［164］DE BOER P，DREVETS W C，ROFAEL H，et al. A randomized phase 2 study to evaluate the orexin-2 receptor antagonist seltorexant in individuals with insomnia without psychiatric comorbidity. J Psychopharmacol，2018，32（6）：668-677.

［165］UCHIYAMA M，KAMBE D，IMADERA Y，et al. Effects of TS-142，a novel dual orexin receptor antagonist，on sleep in patients with insomnia：a randomized, double-blind, placebo-controlled phase 2 study. Psychopharmacology (Berl), 2022, 239(7): 2143-2154.

[166] CONNOR K M, MAHONEY E, JACKSON S, et al. A phase Ⅱ dose-ranging study evaluating the efficacy and safety of the orexin receptor antagonist filorexant(MK-6096)in patients with primary insomnia. Int J Neuropsychopharmacol, 2016, 19(8): pyw022.

[167] BLACK J, PILLAR G, HEDNER J, et al. Efficacy and safety of almorexant in adult chronic insomnia: a randomized placebo-controlled trial with an active reference. Sleep Med, 2017, 36: 86-94.

[168] ROTH T, LINES C, VANDORMAEL K, et al. Effect of gaboxadol on patient-reported measures of sleep and waking function in patients with Primary Insomnia: results from two randomized, controlled, 3-month studies. J Clin Sleep Med, 2010, 6(1): 30-39.

[169] SAHU S, RAY K, YOGENDRA K M, et al. Valeriana wallichii root extract improves sleep quality and modulates brain monoamine level in rats. Phytomedicine, 2012, 19(10): 924-929.

[170] HUANG G C, WU L S, CHEN L G. Immuno-enhancement effects of Huang Qi Liu Yi Tang in a murine model of cyclophosphamide-induced leucopenia. J Ethnopharmacol, 2007, 109(2): 229-235.

[171] JO K, SUH H J, CHOI H S. Polygonatum sibiricum rhizome promotes sleep by regulating non-rapid eye movement and GABAergic/serotonergic receptors in rodent models. Biomed Pharmacother, 2018, 105: 167-175.

[172] ABDOLLAHNEJAD F, MOSADDEGH M, KAMALINEJAD M, et al. Investigation of sedative and hypnotic effects of Amygdalus communis L.extract: behavioral assessments and EEG studies on rat. J Nat Med, 2016, 70 (2): 190-197.

[173] HUANG Z, LI Y, BIANCHI M T, et al. Repetitive transcranial magnetic stimulation of the right parietal cortex for comorbid generalized anxiety disorder and insomnia: A randomized, double-blind, sham-controlled pilot study. Brain Stimul, 2018, 11(5): 1103-1109.

[174] WU H, LV J, LIU M, et al. The long-term effect of repetitive transcranial magnetic stimulation in the treatment of intractable insomnia. Sleep Med, 2021, 85: 309-312.

[175] JIANG B, HE D, GUO Z, et al. Efficacy and placebo response of

repetitive transcranial magnetic stimulation for primary insomnia. Sleep Med，2019，63：9-13.

［176］SUN N，HE Y，WANG Z，et al. The effect of repetitive transcranial magnetic stimulation for insomnia：a systematic review and meta-analysis. Sleep Med，2021，77：226-237.

［177］AI S，YE S，LI G，et al. Association of Disrupted Delta Wave Activity During Sleep With Long-Term Cardiovascular Disease and Mortality. J Am Coll Cardiol，2024，83（17）：1671-1684.

［178］CHAMBE J，REYNAUD E，MARUANI J，et al. Light therapy in insomnia disorder：A systematic review and meta-analysis. J Sleep Res，2023，32（6）：e13895.

［179］YOON J，HEO S，LEE H，et al. Feasibility and efficacy of morning light therapy for adults with insomnia：a pilot，randomized，open-label，two-arm study. Medicina（Kaunas），2023，59（6）：1066.

［180］KIM W H，JOA K L，KIM C B，et al. The effect of bright light therapy on sleep and quality of life in patients with poststroke insomnia. Psychosom Med，2022，84（1）：123-130.

［181］FENG H，YANG L，AI S，et al. Association between accelerometer-measured amplitude of rest-activity rhythm and future health risk：a prospective cohort study of the UK Biobank. Lancet. Healthy Longev，2023，4（5）：e200-e210.

［182］AI S，ZHANG J，ZHAO G，et al. Causal associations of short and long sleep durations with 12 cardiovascular diseases：linear and nonlinear Mendelian randomization analyses in UK Biobank. Eur Heart J，2021，42（34）：3349-3357.

［183］MELO D，CARVALHO L，PRADO L，et al. Biofeedback therapies for chronic insomnia：a systematic review. appl psychophysiol biofeedback，2019，44（4）：259-269.

［184］LOVATO N，MILLER C B，GORDON C J，et al. The efficacy of biofeedback for the treatment of insomnia：a critical review. Sleep Med，2019，56：192-200.

［185］WANG H X，WANG L，ZHANG W R，et al. Effect of transcranial alternating current stimulation for the treatment of chronic insomnia：a randomized，double-blind，parallel-group，placebo-controlled clinical trial. Psychother Psychosom，2020，89（1）：38-47.

［186］FRASE L，SELHAUSEN P，KRONE L，et al. Differential effects of bifrontal tDCS on arousal and sleep duration in insomnia patients and healthy controls. Brain Stimul，2019，12（3）：674-683.

［187］ZHAO Y N，LI S Y，LI S X，et al. Effect of transcutaneous auricular vagus nerve stimulation on nocturnal autonomic nervous function in primary insomnia patients. Zhongguo Zhen Jiu，2022，42（6）：619-622.

［188］CHITRA J，EREMITA M D S. Effect of virtual reality on sleep-deprived individuals. Indian J Psychol Med，2023，45（6）：610-613.

［189］FUNG T，LAU B，NGAI S，et al. Therapeutic effect and mechanisms of essential oils in mood disorders：interaction between the nervous and respiratory systems. Int J Mol Sci，2021，22（9）：4844.

［190］TANG Y，GONG M，QIN X，et al. The therapeutic effect of aromatherapy on insomnia：a meta-analysis. J Affect Disord，2021，288：1-9.

［191］LARI Z N，HAJIMONFAREDNEJAD M，RIASATIAN M，et al. Efficacy of inhaled Lavandula angustifolia Mill. Essential oil on sleep quality，quality of life and metabolic control in patients with diabetes mellitus type II and insomnia. J Ethnopharmacol，2020，251：112560.

［192］CAPEZUTI E，PAIN K，ALAMAG E，et al. Systematic review：auditory stimulation and sleep. J Clin Sleep Med，2022，18（6）：1697-1709.

［193］EBBEN M R，YAN P，KRIEGER A C. The effects of white noise on sleep and duration in individuals living in a high noise environment in New York City. Sleep Med，2021，83：256-259.

［194］MESSINEO L，TARANTO-MONTEMURRO L，SANDS S A，et al. Broadband sound administration improves sleep onset latency in healthy subjects in a model of transient insomnia. Front Neurol，2017，8：718.

［195］AI S，YIN Y，CHEN Y，et al. Promoting subjective preferences in simple economic choices during nap. Elife，2018，7：e40583.

［196］HU J，TENG J，WANG W，et al. Clinical efficacy and safety of traditional Chinese medicine Xiao Yao San in insomnia combined with anxiety. Medicine（Baltimore），2021，100（43）：e27608.

［197］ZHU M，PAN G，LUO F，et al. Modified Suanzaoren decoction in treating post-stroke cognitive impairment with comorbid insomnia symptoms：A clinical trial. Medicine（Baltimore），2023，102（40）：e35239.

［198］ZHU X，TAO M，HU H，et al. The efficacy and safety of Zaoren

Anshen capsule in combination with Zolpidem for insomnia：a multicentre，randomized，double-blinded，placebo-controlled trial. Evid Based Complement Alternat Med，2022，2022：5867523.

［199］CHEN B W，YI J，SUN B，et al. Efficacy and safety of Zaoren Anshen capsules in the treatment of insomnia：a meta-analysis of randomized controlled trials. Medicine（Baltimore），2020，99（6）：e19033.

［200］ZHOU H，ZHAO Y，PENG W，et al. Efficacy and safety of Wuling capsule for insomnia disorder：a systematic review and meta-analysis of randomized controlled trials. Sleep Med，2022，93：1-14.

［201］中华中医药学会心身医学分会专家组. 百乐眠胶囊治疗失眠症临床应用专家共识. 中国中药杂志，1-9［2024-07-31］.

［202］WANG J，Du P，ZHONG L L，et al. Meta-analysis of the effectiveness and safety of Shugan Jieyu capsules for the treatment of insomnia. J Vis Exp，2023，（192）.

［203］张杰，范小冬，骆洪，等. 舒眠胶囊联合化学药治疗失眠症的系统评价. 药物评价研究，2018，41（5）：898-903.

［204］YANG M，WANG H，ZHANG Y L，et al. The herbal medicine Suanzaoren（Ziziphi Spinosae Semen）for sleep quality improvements：a systematic review and meta-analysis. Integr Cancer Ther，2023，22：15347354231162080.

［205］OXMAN A D，FLOTTORP S，HAVELSRUD K，et al. A televised，web-based randomised trial of an herbal remedy（valerian）for insomnia. PLoS One，2007，2（10）：e1040.

［206］张雯静，王国华，王翘楚. 落花安神口服液治疗失眠症疗效的随机双盲安慰剂对照临床试验. 中华中医药杂志，2017，32（6）：2801-2804.

［207］ZHAO F Y，SPENCER S J，KENNEDY G A，et al. Acupuncture for primary insomnia：Effectiveness，safety，mechanisms and recommendations for clinical practice. Sleep Med Rev，2024，74：101892.

［208］ZHANG L，DENG Y，HUI R，et al. The effects of acupuncture on clinical efficacy and steady-state visual evoked potentials in insomnia patients with emotional disorders：a randomized single-blind sham-controlled trial. Front Neurol，2023，13：1053642.

［209］YIN X，LI W，LIANG T，et al. Effect of electroacupuncture on insomnia in patients with depression：a randomized clinical trial. JAMA Netw

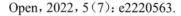
Open，2022，5（7）：e2220563.

［210］KIM S H，JEONG J H，LIM J H，et al. Acupuncture using pattern-identification for the treatment of insomnia disorder：a systematic review and meta-analysis of randomized controlled trials. Integr Med Res，2019，8（3）：216-226.

［211］LEE W J，PARK H. Effects of auricular acupressure on sleep and pain in elderly people who have osteoarthritis and live in nursing homes：A randomized，single-blind，placebo-controlled trial. Explore（NY），2023，19（2）：214-222.

［212］李希颖，杨加仙.“健身气功·八段锦”的中医理论解析. 武术研究，2019，4（4）：105-107.

［213］谭天阳，李昕豫，谷丰，等. 针对改善心肺功能的“太极拳六式”规范化操作详解. 中国医药导报，2021，18（30）：141-145.

［214］WANG W D，LI G X，HONG L，et al. Low resistance thought induction sleep-regulating technique（TIP3-2）combined with medication for primary insomnia：a randomized controlled trial. Int J Behav Med，2014，21（4）：618-628.

［215］ZHANG Y，REN R，YANG L，et al. Comparative efficacy and acceptability of psychotherapies，pharmacotherapies，and their combination for the treatment of adult insomnia：a systematic review and network meta-analysis. Sleep Med Rev，2022，65：101687.

［216］LANDE R G，GRAGNANI C. Efficacy of cranial electric stimulation for the treatment of insomnia：a randomized pilot study. Complement Ther Med，2013，21（1）：8-13.

［217］凤燕琼，黄慧玉，乔惠君，等. 重复经颅磁刺激联合失眠认知行为疗法治疗慢性精神分裂症伴失眠的随机对照研究. 心理月刊，2023，18（21）：104-106，109.

［218］姜雪，王维. 经颅磁刺激联合认知行为疗法治疗脑梗死后失眠的临床疗效. 中国社区医师，2021，37（35）：30-31.

［219］张敏，张清安. 低频重复经颅磁刺激联合认知行为疗法治疗青少年失眠症的疗效. 中国实用神经疾病杂志，2022，25（11）：1390-1394.

［220］徐鸥，齐培，祝绮莎. 认知行为疗法联合虚拟现实技术治疗青少年失眠症患者的效果研究. 中国全科医学，2022，25（11）：1378-1382.

［221］吴昭含，高隽. 认知行为治疗对失眠的疗效：系统回顾和针对联合治疗的元分析. 中国临床心理学杂志，2020，28（5）：1066-1071.

［222］闫武超，张钊，胡利梅，等. 女珍颗粒联合艾司唑仑治疗肝肾阴虚型更年期失眠症的临床研究. 现代药物与临床，2023，38（9）：2223-2226.

［223］陈妙，周海云，夏朝云．酒石酸唑吡坦片联合1Hz重复经颅磁刺激治疗失眠症的效果分析．中国现代医生，2017，55（16）：80-83.

［224］张雷鸣，王志华，徐小美，等．rTMS联合艾司唑仑治疗老年慢性失眠的疗效及对脑电活动和血清5-HT、NPY水平的影响．中国老年学杂志，2023，43（20）：4971-4974.

［225］张璐，张卫，袁长红，等．经颅直流电刺激联合右佐匹克隆治疗慢性失眠患者的临床研究．天津医药，2023，51（11）：1227-1231.

［226］明泽艳，蔡鹏，赵雪，等．光照联合右佐匹克隆治疗对失眠伴抑郁老年病人的影响．护理研究，2023，37（20）：3781-3785.

［227］肖伟斌，曹丽娟．酸枣仁汤联合重复经颅磁刺激治疗原发性失眠的效果分析．中国医学创新，2023，20（32）：103-106.

［228］樊晶晶，李盼，陈飞，等．穴位按摩联合低频重复经颅磁刺激治疗焦虑症伴失眠的研究．中医研究，2024，37（4）：62-65.

［229］赵忠新，叶京英．睡眠医学．2版．北京：人民卫生出版社，2022.

［230］阿特瑞恩，萨尔兹曼．女性睡眠障碍：管理实践指南．李庆云，译．上海：上海交通大学出版社，2016.

［231］KEMBER A J，ELANGAINESAN P，FERRARO Z M，et al. Common sleep disorders in pregnancy：a review. Front Med（Lausanne），2023，10：1235252.

［232］SALARI N，DARVISHI N，KHALEDI-PAVEH B，et al. A systematic review and meta-analysis of prevalence of insomnia in the third trimester of pregnancy. BMC Pregnancy Childbirth，2021，21（1）：284.

［233］中华医学会妇产科学分会绝经学组．中国绝经管理与绝经激素治疗指南2023版．中华妇产科杂志，2023，58（1）：4-21.

［234］FACCO F L，CHAN M，PATEL S R. Common Sleep Disorders in Pregnancy. Obstet Gynecol，2022，140（2）：321-339.

［235］PROSERPIO P，MARRA S，CAMPANA C，et al. Insomnia and menopause：a narrative review on mechanisms and treatments. Climacteric，2020，23（6）：539-549.

［236］TANDON V R，SHARMA S，MAHAJAN A，et al. Menopause and sleep disorders. J Midlife Health，2022，13（1）：26-33.

［237］PINES A. Sleep duration and midlife women's health. Climacteric，2017，20（6）：528-530.

［238］LIALY H E，MOHAMED M A，ABDALLATIF L A，et al. Effects of

different physiotherapy modalities on insomnia and depression in perimenopausal，menopausal，and post-menopausal women：a systematic review. BMC Womens Health，2023，23（1）：363.

［239］TAKAHASHI M，LIM P J，TSUBOSAKA M，et al. Effects of increased daily physical activity on mental health and depression biomarkers in postmenopausal women. J Phys Ther Sci，2019，31（4）：408-413.

［240］HUNTER M S. Cognitive behavioral therapy for menopausal symptoms. Climacteric，2021，24（1）：51-56.

［241］熊风，赖玉清，涂嘉欣，等. 中国老年人群睡眠障碍流行特征的 Meta 分析. 中国循证医学杂志，2019，19（4）：398-403.

［242］WANG Y M，SONG M，WANG R，et al. Insomnia and multimorbidity in the community elderly in China. J Clin Sleep Med，2017，13（4）：591-597.

［243］DIJK D J，GROEGER J A，STANLEY N，et al. Age-related reduction in daytime sleep propensity and nocturnal slow wave sleep. Sleep，2010，33（2）：211-223.

［244］SCHUBERT C R，CRUICKSHANKS K J，DALTON D S，et al. Prevalence of sleep problems and quality of life in an older population. Sleep，2002，25（8）：889-893.

［245］SUZUKI K，MIYAMOTO M，HIRATA K. Neurological common diseases in the super-elder society. Topics：V. Dizziness，faintness，numbness and insomnia：3. Characteristics and treatment of sleep disorders in the elderly. Nihon Naika Gakkai Zasshi，2014，103（8）：1885-1895.

［246］DZIERZEWSKI J M，DAUTOVICH N，RAVYTS S. Sleep and cognition in older adults. Sleep Med Clin，2018，13（1）：93-106.

［247］SHAO L，SHI Y，XIE X Y，et al. Incidence and risk factors of falls among older people in nursing homes：systematic review and meta-analysis. J Am Med Dir Assoc，2023，24（11）：1708-1717.

［248］NIELSON S A，KAY D B，DZIERZEWSKI J M. Sleep and depression in older adults：a narrative review. Curr Psychiatry Rep，2023，25（11）：643-658.

［249］CREIGHTON A S，DAVISON T E，KISSANE D W. The correlates of anxiety among older adults in nursing homes and other residential aged care facilities：a systematic review. Int J Geriatr Psychiatry，2017，32（2）：141-154.

［250］ABAD V C，GUILLEMINAULT C. Insomnia in Elderly Patients：Recommendations for Pharmacological Management. Drugs Aging，2018，35（9）：791-817.

［251］UEMURA S I, IMANISHI A, TERUI Y, et al. Residual effects of low dose of suvorexant, zolpidem, and ramelteon in healthy elderly subjects: a randomized double-blind study. Neuropsychopharmacol Rep, 2022, 42（3）: 288-298.

［252］HERRING W J, CEESAY P, SNYDER E, et al. Polysomnographic assessment of suvorexant in patients with probable Alzheimer's disease dementia and insomnia: a randomized trial. Alzheimers Dement, 2020, 16（3）: 541-551.

［253］HERRING W J, CONNOR K M, SNYDER E, et al. Suvorexant in elderly patients with insomnia: pooled analyses of data from phase Ⅲ randomized controlled clinical trials. Am J Geriatr Psychiatry, 2017, 25（7）: 791-802.

［254］MORIN C M, COLECCHI C, STONE J, et al. Behavioral and pharmacological therapies for late-life insomnia: a randomized controlled trial. JAMA, 1999, 281（11）: 991-999.

［255］MCCURRY S M, LOGSDON R G, TERI L, et al. Evidence-based psychological treatments for insomnia in older adults. Psychol Aging, 2007, 22（1）: 18-27.

［256］MELTZER L J, MINDELL J A. Systematic review and meta-analysis of behavioral interventions for pediatric insomnia. J Pediatr Psychol, 2014, 39（8）: 932-948.

［257］APA. Diagnostic and statistical manual of mental disorders. 5th ed. Washington, DC: American Psychiatric Association, 2014.

［258］张继辉, 刘亚平, 潘集阳. 失眠与抑郁关系 2008—2013 年研究进展及存在问题. 中国心理卫生杂志, 2015, 29（2）: 81-86.

［259］AASM. International classification of sleep disorders: diagnostic and coding classification of sleep disorders manual.3rd ed. Darien: American Academy of Sleep Medicine, 2015.

［260］OHAYON M, WICKWIRE E M, HIRSHKOWITZ M, et al. National Sleep Foundation's sleep quality recommendations: first report. Sleep Health, 2017, 1（3）: 6-19.

［261］BRUNI O, ANGRIMAN M. Pediatric insomnia: new insights in clinical assessment and treatment options. Arch Ital Biol, 2015, 153（2-3）: 144-156.

［262］OWENS J A, MINDELL J A. Pediatric Insomnia. Pediatr Clin North Am, 2011, 58（3）: 555-569.

［263］WILLIAMSON A A, MINDELL J A, HISCOCK H, et al. Child sleep behaviors and sleep problems from infancy to school-age. Sleep Med, 2019, 63: 5-8.

［264］HYSING M，PALLESEN S，STORMARK K M，et al. Sleep patterns and insomnia among adolescents：a population-based study. J Sleep Res，2013，22（5）：549-556.

［265］王惠珊，黄小娜，蒋竞雄，等. 中国城市 0～23 个月儿童睡眠障碍现状及影响因素研究. 中华预防医学杂志，2007，41（3）：204-207.

［266］LIU Z，WANG G，GENG L，et al. Sleep patterns，sleep disturbances，and associated factors among Chinese urban kindergarten children. Behav Sleep Med，2016，14（1）：100-117.

［267］李生慧，沈晓明，金星明，等. 全国城市学龄儿童睡眠状况研究. 中华儿科杂志，2008，46（3）：185-189.

［268］WANG G H，XU G X，LIU Z J，et al. Sleep patterns and sleep disturbances among Chinese school-aged children：prevalence and associated factors. Sleep Med，2013，14（1）：45-52.

［269］MINDELL J A，KUHN B，LEWIN D S. Behavioral treatment of bedtime problems and night wakings in infants and young children. Sleep，2006，29（10）：1263-1276.

［270］NUNES M L，BRUNI O. Insomnia in childhood and adolescence：clinical aspects，diagnosis，and therapeutic approach. J Pediatr（Rio J），2015，91（6 Suppl 1）：S26-S35.

［271］李生慧，金星明，沈晓明，等. 儿童睡眠习惯问卷中文版制定及测量性能考核. 中华儿科杂志，2007，45（3）：176-180.

［272］中华人民共和国国家卫生和计划生育委员会. 0 岁～5 岁儿童睡眠卫生指南. 北京：中华人民共和国国家卫生和计划生育委员会，2017.

［273］WANG G，TAKAHASHI M，WU R，et al. Association between Sleep Disturbances and Emotional/Behavioral Problems in Chinese and Japanese Preschoolers. Behav Sleep Med.，2020，18（3）：420-431.

［274］HUANG M M，QIAN Z，WANG J，et al. Validation of the sleep disturbance scale for children and prevalence of parent-reported sleep disorder symptoms in Chinese children. Sleep Med，2014，15（8）：923-928.

［275］冯围围，张彤，王惠珊，等. 中国幼儿睡眠状况评估量表的验证及全国常模构建. 中国儿童保健杂志，2023，31（1）：42-45，57.

［276］冯围围，王惠珊，张彤，等. 中国婴儿睡眠状况评估量表的信效度验证及全国常模构建. 中国儿童保健杂志，2022，30（10）：1073-1077.

［277］SADEH A. A brief screening questionnaire for infant sleep problems：

Validation and findings for an Internet sample. Pediatrics, 2004, 113（6）: e570-e577.

［278］BONACCI J M, VENCI J V, GANDHI M A. Tasimelteon （Hetlioz™）: a new melatonin receptor agonist for the treatment of non-24-hour sleep-wake disorder. J Pharm Pract, 2015, 28（5）: 473-478.

［279］MORGENTHALER T I, OWENS J, ALESSI C, et al. Practice parameters for behavioral treatment of bedtime problems and night wakings in infants and young children. SLEEP, 2006, 29（10）: 1277-1281.

［280］中国医师协会睡眠专业委员会儿童睡眠学组，中华医学会儿科学分会儿童保健学组，中国医师协会儿童健康专业委员会，等. 中国6岁以下儿童就寝问题和夜醒治疗指南（2023）. 中华儿科杂志, 2023, 61（5）: 388-397.

［281］PRICE A, WAKE M, UKOUMUNNE O C, et al. Five-year follow-up of harms and benefits of behavioral infant sleep intervention: randomized trial. Pediatrics, 2012, 130（4）: 643-651.

［282］KAHN M, LIVNE-KARP E, JUDA-HANAEL M, et al. Behavioral interventions for infant sleep problems: the role of parental cry tolerance and sleep-related cognitions. J Clin Sleep Med, 2020, 16（8）: 1275-1283.

［283］王广海，吴冉，邓玉娇，等. 重视家庭教养与婴儿睡眠的关系. 教育生物学杂志, 2018, 6（1）: 1-6.

［284］ASLUND L, ARNBERG F, KANSTRUP M, et al. Cognitive and behavioral interventions to improve sleep in school-age children and adolescents: a systematic review and meta-analysis. J Clin Sleep Med, 2018, 14（11）: 1937-1947.

［285］OWENS J A. Pharmacotherapy of Pediatric Insomnia. J Am Acad Child Adolesc Psychiatry, 2009, 48（2）: 99-107.

［286］PIN ARBOLEDAS G, SOTO INSUGA V, JURADO LUQUE M J, et al. Insomnia in children and adolescents. A consensus document. An Pediatr （Barc）, 2017, 86（3）: 165.e1-165.e11.

［287］OWENS J A, BABCOCK D, BLUMER J, et al. The use of pharmacotherapy in the treatment of pediatric insomnia in primary care: rational approaches. A consensus meeting summary. J Clin Sleep Med, 2005, 1（1）: 49-59.

［288］EDEMANN-CALLESEN H, ANDERSEN H K, USSING A,

et al. Use of melatonin in children and adolescents with idiopathic chronic insomnia: a systematic review, meta-analysis, and clinical recommendation. EClinicalMedicine, 2023, 61: 102048.

[289] Danish Health Authority. National Clinical Recommendation for the use of melatonin to treat sleep problems in children and adolescents, 2022. https://www.sst.dk/en/english/publications/2022/National-clinical-recommendations-for-melatonin-treatment-of-sleep-disturbances.

[290] HAENDEL M N, ANDERSEN H K, USSING A, et al. The short-term and long-term adverse effects of melatonin treatment in children and adolescents: a systematic review and GRADE assessment. EClinicalMedicine, 2023, 61: 102083.

[291] KOTAGAL S, MALOW B, SPRUYT K, et al. Melatonin use in managing insomnia in children with autism and other neurogenetic disorders: an assessment by the International Pediatric Sleep Association(IPSA). Sleep Med, 2024, 119: 222-228.

[292] BRUNI O, ANGRIMAN M, MELEGARI M G, et al. Pharmacotherapeutic management of sleep disorders in children with neurodevelopmental disorders. Expert Opin Pharmacother, 2019, 20(18): 2257-2271.

[293] ABDELGADIR I S, GORDON M A, AKOBENG A K. Melatonin for the management of sleep problems in children with neurodevelopmental disorders: a systematic review and meta-analysis. Arch Dis Child, 2018, 103(12): 1155-1162.

[294] BLUMER J L, FINDLING R L, SHIH W J, et al. Controlled clinical trial of zolpidem for the treatment of insomnia associated with attention-deficit/hyperactivity disorder in children 6 to 17 years of age. Pediatrics, 2009, 123(5): e770-e776.

[295] SANGAL R B, BLUMER J L, LANKFORD D A, et al. Eszopiclone for insomnia associated with attention-deficit/hyperactivity disorder. Pediatrics, 2014, 134(4): e1095-e1103.

[296] ROBINSON A A, MALOW B A. Gabapentin shows promise in treating refractory insomnia in children. J Child Neurol, 2013, 28(12): 1618-1621.

[297] MOMBELLI S, BACARO V, CURATI S, et al. Non-pharmacological and melatonin interventions for pediatric sleep initiation and maintenance problems: a systematic review and network meta-analysis. Sleep Med Rev, 2023,

70: 101806.

[298] VAN MAANEN A, MEIJER A M, SMITS M G, et al. Effects of melatonin and bright light treatment in childhood chronic sleep onset insomnia with late melatonin onset: a randomized controlled study. Sleep, 2017, 40(2).

附 录

附录1　AMSTAR 2 评价工具（附表 1-1）

附表 1-1　AMSTAR 2 评价工具

条目编号	条目内容	符合	部分符合	不符合
1	系统评价的研究问题和纳入标准是否基于 PICO 构建			
2	制作系统评价前是否制订前期研究方案；制作中若有修订，报告修订的细节 **			
3	研究设计的选择依据是否给予解释			
4	是否使用了全面的检索策略 **			
5	研究筛选是否具有可重复性			
6	数据提取是否具有可重复性			
7	是否提供排除研究的清单以及排除理由 **			
8	是否描述纳入研究的详细基本信息			
9	纳入研究的偏倚风险评估方法是否合理 **			
10	是否报告系统评价纳入研究的资金资助信息			
11	如果执行 Meta 分析，结果合成的统计学分析方法是否合适 **			
12	如果执行 Meta 分析，是否评价单个研究偏倚风险对 Meta 分析结果的影响			
13	在解释和讨论系统评价结果时是否考虑了单个研究的偏倚风险 **			
14	是否对存在的异质性进行满意的解释和讨论			
15	如果进行定量合并，是否充分调查了存在发表偏倚的可能性，并讨论发表偏倚对结果的影响 **			
16	是否报告潜在的利益冲突来源，包括目前系统评价获得的资金资助情况			

** 关键条目

附录2　心理治疗的操作方法

1. 睡眠卫生教育
2. 刺激控制疗法
3. 睡眠限制疗法
4. 放松训练
5. 认知疗法
6. CBTI 多组分疗法
7. CBTI 的策略和基本原理举例
8. 失眠自助指引

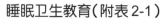

睡眠卫生教育(附表2-1)

附表2-1　睡眠卫生教育的内容

类别	内容
维持规律的睡眠时间和睡眠习惯	只需要睡到第2天能恢复精力即可
	每天同一时刻起床,1周7天全是如此
	不要试图入睡
	把钟表放到床下或较远的地方,不要看到它
	日间尽量避免午睡或打盹(如需要午睡,不得超过0.5小时,且在13:30前完成午睡)
保持良好的行为习惯	每天坚持、规律锻炼(可根据自身情况,选择快走或慢跑等,每天不少于30分钟;但避免在睡前2小时内剧烈运动)
	规律热水浴(睡前1~2小时内)
	睡前1~2小时内不看容易引起兴奋的书籍或影视节目,不玩麻将、扑克等容易引起兴奋的游戏
	睡前1小时避免接触带有发光屏幕的电子设备(如手机、游戏机、平板电脑、电脑、电视等)
	别把问题带到床上(可记录"烦恼记事本")
营造舒适的睡眠环境	确保寝具(枕头、被褥、床垫)舒适
	确保卧室不受光线和声音的干扰
	确保卧室夜间的温、湿度适宜
保持良好的饮食习惯	规律进餐,睡前不要太饿或太饱
	夜间避免过度饮水
	减少所有咖啡因类产品的摄入(下午3:00后避免咖啡、茶、可乐、巧克力等摄入)
	避免饮酒,尤其在夜间
	避免吸烟,尤其在夜间接近睡眠时间时

刺激控制疗法(附表2-2)

附表 2-2　刺激控制疗法的步骤

步骤	内容
1	只有在感到困倦时才能上床
2	除睡眠和性生活外,不要在卧室进行其他任何活动(包括看书、看手机、看电视、听广播、吃东西等)
3	如果上床后或半夜醒来后短时间内(如15~20分钟,不要刻意看时间)仍未入睡,则下床、离开卧室,去另一个房间做一些平静的活动,如看书报(纸质版、篇幅较短的内容,避免使用带有发光屏幕的电子设备)、听音乐(节奏舒缓的)、散步(避免剧烈运动)等
4	再次感到困倦时才能回到卧室、上床睡觉
5	如果在短时间内仍睡不着,必须重复第3步
6	不论夜间睡了多久、睡得怎样,每周7天必须定时起床
7	除夜间睡眠时间外,其余时间不要卧床或打盹

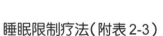

睡眠限制疗法（附表 2-3）

附表 2-3　睡眠限制疗法的步骤

步骤	内容
1	记录睡眠日记（至少 1 周），包括上床和起床时间、入睡和醒来时间等
2	根据睡眠日记，计算出平均每晚的总睡眠时间（total sleep time，TST），作为一开始（下 1 周）的卧床时间（time in bed，TIB），但不少于 4.5 小时
3	根据通常醒来的时间及实际需要（如上班时间），商定起床时间
4	根据起床时间和卧床时间，确定上床时间（起床时间 - 卧床时间）
5	按照新设定的上床和起床时间严格执行，继续记录睡眠日记 1 周
6	1 周后，计算本周的平均睡眠效率（sleep efficiency，SE）；SE=TST÷TIB×100%，并根据下列规则调整下周的 TIB（原则上主要调整上床时间）： ①如 SE>90%，则延长 TIB 15 或 30 分钟 ②如 SE<85%，则缩短 TIB 15 或 30 分钟 ③如 SE 在 85%～90%，则维持原有 TIB 不变
7	继续记录睡眠日记，并根据上述规则每周调整 TIB 一次，直至达到所需的睡眠时间以及满意的睡眠

注：向患者解释，短期的睡眠剥夺可能会导致第 2 天的不适，但是 2～3 周后可以从中开始获益。同时，嘱咐患者在此期间谨慎从事驾驶等具有危险性的活动。

放松训练

（1）睡前 1 小时可以在昏暗的灯光下通过深呼吸、伸展运动、瑜伽、听放松的音乐等活动进行放松，使自己从日间的压力中放松下来，提高睡眠质量。

（2）治疗师通过影像、书籍、面对面等方式授予压力释放以及放松的相关技能训练，如腹式呼吸、渐进性肌肉放松、自生训练、意象引导训练等。腹式呼吸引导一种以膈肌上下移动和腹部起伏为主的深慢呼吸。渐进式肌肉放松是以循序渐进的方式依次绷紧和放松全身的 16 组肌肉群，聚焦于绷紧和放松的感觉对比上。自生训练引导患者在脑海中重复想象一种温暖和沉重感贯穿全身的感觉，可使血管舒张、肌张力降低。意象引导训练引导患者想象一个放松的场景，在脑海中再现该画面，并利用多种感官信息处理该场景。

认知疗法

可以纠正下列有关失眠和睡眠的不良认知。

（1）帮助患者纠正不切实际的睡眠期望。

（2）教育患者理性看待失眠的不良后果。

（3）指导患者保持自然入睡，不要过于关注并试图努力入睡。

（4）告诫患者不要担忧自己失去了控制自己睡眠的能力。

（5）向患者理性分析失眠可能的原因。

（6）教育患者不要将夜间睡眠时多梦与日间不良后果联系在一起。

（7）告诫患者不要持有夜间睡眠时间不足而采取日间多睡的补偿心理。

CBTI 多组分疗法（附表2-4）

附表2-4　CBTI 多组分疗法的逐次访谈主要内容示例（以8次为例）

步骤	内容
第1次	临床和问卷评估 介绍治疗过程、制订治疗计划和目标 睡眠知识讲解①：睡眠的调控、失眠的三因素模型 介绍睡眠日记
第2次	回顾睡眠日记、调整卧床时间① 刺激控制法 睡眠限制法
第3次	回顾睡眠日记、调整卧床时间② 睡眠卫生教育 放松训练①（腹式呼吸） 解决治疗过程中的问题，鼓励并增加依从性①
第4次	回顾睡眠日记、调整卧床时间③ 睡眠知识讲解②：其他类型睡眠障碍简介 放松训练②（渐进性肌肉放松） 解决治疗过程中的问题，鼓励并增加依从性②
第5次	回顾睡眠日记、调整卧床时间④ 认知治疗①（认知重建：苏格拉底式提问、行为试验） 放松训练③（自生训练） 解决治疗过程中的问题，鼓励并增加依从性③
第6次	回顾睡眠日记、调整卧床时间⑤ 认知治疗②（矛盾意向法、压力管理） 放松训练④（意象引导训练） 解决治疗过程中的问题，鼓励并增加依从性④
第7次	回顾睡眠日记、调整卧床时间⑥ 睡眠知识讲解③：昼夜节律与睡眠（光照和褪黑素治疗） 睡眠知识讲解④：助眠药物及减药原则和方法 解决治疗过程中的问题，鼓励并增加依从性⑤ 结束治疗预告
第8次	回顾睡眠日记、调整卧床时间⑦ CBTI方法总结、执行效果讨论 解决治疗过程中的问题，鼓励并增加依从性⑥ 复发的预防和处理方法 结束治疗

CBTI的策略和基本原理举例（附表2-5）

附表2-5　CBTI的策略和基本原理举例

CBTI策略	基本原理
不要过早上床	强化内稳态系统的睡眠驱动力，并避免过早上床时睡不着而强化床、卧室与失眠之间的错误关联
每天保持固定的起床时间（包括周末），不管昨晚睡得多么差	加强昼夜节律系统的规律性，起床时间的固定也能带动上床时间的规律性
床是用来睡觉的，如果不睡觉或短时间内睡不着就下床、离开卧室，可以去另一个房间，当感到困倦时再返回卧室、上床睡觉	利用经典条件反射的原理，加强床、卧室与睡眠之间的联系
睡前避免进行需要动脑的活动	避免睡前清醒系统的过度激活，使入睡更容易
学会使用放松训练的技巧进行放松	降低睡前清醒系统的激活程度，避免过度觉醒，帮助入睡

失眠自助指引

1. 日间

(1) 坚持、规律运动,保持身体健康。

(2) 日间不要睡觉,也不要打瞌睡,尽量做到只有在夜间上床时间才睡觉。

(3) 下午 3 点以后,避免使用咖啡、茶、尼古丁以及其他兴奋性物质。

2. 睡前准备

(1) 让自己放松下来,准备进入休息状态。

(2) 不要担忧明天的事情。

(3) 睡前至少 1.5 小时内不做容易引起兴奋的脑力劳动或观看容易引起兴奋的书籍和影视节目。

(4) 睡前 2 小时不要剧烈运动。

(5) 睡前不要大吃大喝或进食不易消化的食物。

(6) 睡前听一些轻音乐有助于进入放松状态。

3. 入睡时

(1) 有睡意时才上床,而不是觉得是时候该去睡觉了。

(2) 设定闹钟每天同一时间起床,每周 7 天都是如此,不管前一晚睡眠时间多长,直到形成固定的睡眠模式。

(3) 不要在床上做与睡眠无关的活动,如进食、看电视、玩手机及思考复杂问题等;应当在另一个房间做这些事。

(4) 卧室环境应安静、舒适,光线、温度适宜。

(5) 如果您有经常醒来或打鼾的床伴,眼罩和耳塞会非常有用。

(6) 确保卧室有足够厚的窗帘遮挡早上的光线。

(7) 不要看表。

4. 入睡困难时

(1) 睡不着很常见,不要觉得气馁。

(2) 如果卧床 15～20 分钟不能入睡,应起床离开卧室。

(3) 可从事一些简单活动,不要担忧明天。

(4) 一个好的睡眠模式需要几周的时间去建立。

(5) 不要企图通过喝酒帮助睡眠,它对睡眠有害。

附录3　睡眠评估量表

1. 匹兹堡睡眠质量指数（Pittsburgh Sleep Quality Index，PSQI）

2. 失眠严重程度量表（Insomnia Severity Index，ISI）

3. 睡眠障碍评定量表（Sleep Dysfunction Rating Scale，SDRS）

4. 阿森斯失眠量表（Athens Insomnia Scale，AIS）

5. 睡眠信念和态度问卷（Dysfunctional Beliefs and Attitudes on Sleep，DBAS）

6. 睡眠习惯量表（Sleep Hygiene Practice Scale，SHPS）

7. 福特应激失眠反应测试量表（Ford Insomnia Response to Stress Test Scale，FIRST）

8. 清晨型 - 夜晚型量表 -19 项（Morningness-Eveningness Questionnaire-19，MEQ-19）

9. 清晨型 - 夜晚型量表 -5 项（Morningness-Eveningness Questionnaire-5，MEQ-5）

10. 艾普沃斯嗜睡量表（Epworth Sleepiness Scale，ESS）

11. 斯坦福嗜睡量表（Stanford Sleepiness Scale，SSS）

12. "小熊"（BEARS）睡眠筛查工具

13. 儿童睡眠习惯问卷（学龄儿童）（Children'S Sleep Habits Questionnaire，CSHQ）

14. 简明婴儿睡眠问卷（Brief Infant Sleep Questionnaire，BISQ）

15. 儿童睡眠紊乱量表（Sleep Disturbance Scale for Children，SDSC）

16. 中国婴儿睡眠状况评估量表（Infants Sleep Assessment Scales，ISAS）（0～3 个月）

17. 中国婴儿睡眠状况评估量表（Infants Sleep Assessment Scales，ISAS）（4～11 个月）

18. 中国幼儿睡眠状况评估量表（Toddler Sleep Assessment Scale，TSAS）（12～35 月龄）

19. 睡眠日记（sleep dairy）

匹兹堡睡眠质量指数(Pittsburgh Sleep Quality Index, PSQI)

指导语:以下问题仅与您过去1个月的睡眠习惯有关,您应该对过去1个月多数白天和晚上的睡眠情况进行准确的回答,要回答以下所有的问题。

1. 近1个月,晚上上床睡觉通常____点钟。

2. 近1个月,从上床到入睡通常需要____分钟。

3. 近1个月,通常早上____点起床。

4. 近1个月,每夜通常实际睡眠____小时(不等于卧床时间)。

对下列问题请选择1个最适合您的答案

5. 近1个月,您是否因为下列情况影响睡眠而烦恼:

a. 入睡困难(30分钟　　(1)无(2)<1次/周(3)1~2次/周(4)≥3次/周
   内不能入睡)

b. 夜间易醒或早醒　　　(1)无(2)<1次/周(3)1~2次/周(4)≥3次/周

c. 夜间去厕所　　　　　(1)无(2)<1次/周(3)1~2次/周(4)≥3次/周

d. 呼吸不畅　　　　　　(1)无(2)<1次/周(3)1~2次/周(4)≥3次/周

e. 咳嗽或鼾声高　　　　(1)无(2)<1次/周(3)1~2次/周(4)≥3次/周

f. 感觉冷　　　　　　　(1)无(2)<1次/周(3)1~2次/周(4)≥3次/周

g. 感觉热　　　　　　　(1)无(2)<1次/周(3)1~2次/周(4)≥3次/周

h. 做噩梦　　　　　　　(1)无(2)<1次/周(3)1~2次/周(4)≥3次/周

i. 疼痛不适　　　　　　(1)无(2)<1次/周(3)1~2次/周(4)≥3次/周

j. 其他影响睡眠的　　　(1)无(2)<1次/周(3)1~2次/周(4)≥3次/周
   事情

如有,请说明:_____

6. 近1个月,总的来说,您认为您的睡眠质量

(1)很好(2)较好(3)较差(4)很差

7. 近1个月,您用药物催眠的情况

(1)无(2)<1次/周(3)1~2次/周(4)≥3次/周

8. 近1个月,您常感到困倦,难以保持清醒状态吗?

(1)无(2)<1次/周(3)1~2次/周(4)≥3次/周

9. 近1个月,您做事情的精力不足吗?

(1)没有(2)偶尔有(3)有时有(4)经常有

10. 近1个月,有无下列情况(请询问同寝室者)

a. 高声打鼾　　　　　　(1)无(2)<1次/周(3)1~2次/周(4)≥
   3次/周

b. 睡眠中较长时间的呼吸暂
停（呼吸憋气）现象　　　（1）无（2）<1次/周（3）1～2次/周（4）≥
3次/周

c. 睡眠中腿部抽动或痉挛　（1）无（2）<1次/周（3）1～2次/周（4）≥
3次/周

d. 睡眠中出现不能辨认方向
或意识模糊的情况　　　（1）无（2）<1次/周（3）1～2次/周（4）≥
3次/周

e. 睡眠中存在其他影响睡眠
的特殊情况　　　　　　（1）无（2）<1次/周（3）1～2次/周（4）≥
3次/周

　　计分方法：总分范围为 0～21 分，以 PSQI 总分>5 分提示睡眠质量差，得分越高，睡眠质量越差。

失眠严重程度量表（Insomnia Severity Index，ISI）

指导语：请评估您过去2周睡眠问题的严重程度

	没有	轻度	中度	重度	极重度
a）入睡困难	0	1	2	3	4
b）难以维持睡眠	0	1	2	3	4
c）太早就醒了的问题	0	1	2	3	4

d）您对过去2个星期的睡眠状况满意度如何？

非常满意 _____ 非常不满意

    0   1   2   3   4

e）您认为您的睡眠问题妨碍您日常功能（例如：日间疲劳、处理工作/日常事务的能力、集中力、记忆、情绪等）到哪一个程度？

完全没有妨碍	少许妨碍	颇为妨碍	非常妨碍	极为妨碍
0	1	2	3	4

f）您的睡眠问题在降低生活质量上，在其他人眼中有多明显？

完全不明显	仅为	颇为	非常	极为明显
0	1	2	3	4

g）您对您现时的睡眠问题有多忧虑/苦恼？

完全没有	少许	颇为	非常	非常大
0	1	2	3	4

计分方法：总分范围为0～28分，得分越高表示失眠越严重。无临床意义的失眠：0～7分，亚临床失眠：8～14分，临床失眠（中度）：14～21分，临床失眠（重度）：22～28分。

睡眠障碍评定量表（Sleep Dysfunction Rating Scale，SDRS）

（评定您近 1 周的睡眠情况）

一、睡眠是否充分（问题：您的睡眠时间足吗？）

0= 睡眠足够

1= 睡眠不太够，但对工作、学习影响不大

2= 睡眠显然不够，对工作学习有些影响

3= 睡眠远远不够，对工作学习影响较大

4= 睡眠极度缺乏，工作学习无法进行

二、睡眠质量（问题：醒来后是否感到已得到充分休息？）

0= 休息充分

1= 休息基本充分

2= 休息了一点

3= 几乎无睡眠感

4= 醒来时比入睡前更疲劳

三、睡眠长度（问题：您每晚能睡几个小时？）

0=8 小时以上

1=7～8 小时

2=5～7 小时

3=3～5 小时

4= 少于 3 小时

四、早段失眠，频度（问题：您是否常常难以入睡？）

0= 无

1= 很少

2= 有时

3= 常常（≥一半时间）

4= 总是

五、早段失眠，程度（问题：您想睡时多久能入睡？）

0= 马上入睡

1=0.5 小时入睡

2=0.5～1 小时入睡

3=1～2 小时入睡

4=2 小时以上

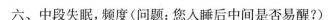

六、中段失眠，频度（问题：您入睡后中间是否易醒？）

0= 无

1= 很少

2= 有时

3= 常常（≥一半时间）

4= 总是

七、中段失眠，程度（问题：中间醒来后多久才能入睡？）

0= 无

1= 醒来，但很快再入睡

2= 醒来，需 0.5 小时左右才能再入睡，或下床活动后才能入睡

3= 醒来，需 1 小时以上才能再入睡，或一夜醒来 2 次以上，无法很快入睡

4= 醒来后，无法入睡

八、早醒，频度（问题：您早上是否较早醒来？）

0= 无

1= 很少

2= 有时

3= 常常（≥一半时间）

4= 总是

九、早醒，程度（问题：您早上何时醒来？）

0= 无

1= 提前 0.5 小时

2= 提前 1 小时

3= 提前 2 小时

4= 提前 2 小时以上

十、醒后不适感（问题：早上醒来后是否有不适的感觉？如头晕、头疼、困倦、不能保持清醒等）

0= 无不适，感觉良好

1= 轻度不适

2= 中度不适

3= 重度不适

4= 极重度不适

计分方法：总分范围为 0～40 分，当划界值取 14.5 分时，可较为理想地区分失眠患者和非失眠患者。

阿森斯失眠量表（Athens Insomnia Scale，AIS）

指导语：这个量表是记录您自我评估的睡眠困难情况，请根据您在睡眠中体验到的困难，圈出下面符合您情况的选项，评估上个月的情况，至少每周出现3次才进行评分。

1．入睡时间（关灯后到睡着的时间）

（1）没问题 （2）轻微延迟 （3）显著延迟 （4）延迟严重或没有睡觉

2．夜间易醒

（1）没问题 （2）轻微影响 （3）显著影响 （4）严重影响或没有睡觉

3．比期望的时间早醒

（1）没问题 （2）轻微提早 （3）显著提早 （4）严重提早或没有睡觉

4．总睡眠时间

（1）足够 （2）轻微不足 （3）显著不足 （4）严重不足或没有睡觉

5．总睡眠质量（无论睡多长）

（1）满意 （2）轻微不满意 （3）显著不满意 （4）严重不满意或没有睡着

6．白天情绪

（1）正常 （2）轻微低落 （3）显著低落 （4）严重低落

7．白天身体功能（体力和精神，如记忆力、认知和注意力等）

（1）足够 （2）轻微影响 （3）显著影响 （4）严重影响

8．白天思睡

（1）无思睡 （2）轻微思睡 （3）显著思睡 （4）严重思睡

计分方法：评估过去1个月内某些睡眠困难的影响，评分范围从0（没有问题）到3（问题显著）。0～3分：无睡眠障碍；4～5分：可能有睡眠问题，需要寻求治疗；6分及以上：失眠，需要寻求治疗。

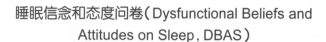

睡眠信念和态度问卷（Dysfunctional Beliefs and Attitudes on Sleep，DBAS）

　　指导语：下列各项是有关人们对睡眠的信度和态度，请根据您自己对于这些问题的实际想法，从后面的5种态度中，选择1个最符合您个人意愿的答案，即使您没有睡眠问题或这些问题与您目前的情况无关，也要回答每一个问题。

内容	非常同意	同意	一般	不同意	非常不同意
1. 我需要睡足8小时白天才能够精力充沛和活动良好					
2. 当我一个晚上没有睡到足够的时间，我需要在第二天午睡或者打盹，或晚上睡更长的时间					
3. 因为我年纪正越来越大，我睡觉时间应该减少					
4. 我担心如果我1个或2个晚上没有睡觉，我可能会"精神崩溃"					
5. 我担心慢性失眠会对我的躯体健康产生严重影响					
6. 如果我睡在床上时间多，我通常睡觉时间也更多，第二天我感觉也会更好					
7. 当我入睡困难或晚上睡后醒来再难入睡时，我应该睡在床上，努力再睡					
8. 我担心我正失去控制睡觉的能力					
9. 因为我年纪正越来越大，我应该晚上早上床睡觉					
10. 在经历一个晚上睡不好后，我知道这会影响我第二天白天的活动					
11. 如果服安眠药能睡好觉或不服药则睡不好，为了使整个白天保持觉醒和活动良好，我相信我应该服安眠药					
12. 我整天很烦躁、抑郁和焦虑是因为我在头一晚没有睡好觉					
13. 与我同睡的人一躺下就睡着，而且整个晚上睡得很好时，我也能够做到					
14. 我觉得失眠基本上是一个年纪越来越大原因，对这样一个问题没有什么好办法解决					
15. 我有时还害怕在睡眠中死去					
16. 当我一个晚上睡觉好，我知道第二个晚上就会睡不好					

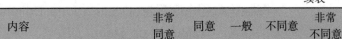

续表

内容	非常同意	同意	一般	不同意	非常不同意
17. 当我一个晚上睡不好，我知道这会干扰我整个星期的睡眠时间					
18. 如果没有足够的睡眠时间，第二天我的精力和活动都差					
19. 我不能够预测晚上我睡得好还是睡得不好					
20. 我对因睡眠被干扰后的负面影响无能为力					
21. 我整天感到疲劳、无精打采、活动差，原因是我头天晚上没有睡好觉					
22. 我整天头脑里想着晚上睡觉的问题，经常感到无法控制这种混乱思维					
23. 虽然我睡眠困难，但我仍然过着一种满足（意）的生活					
24. 我相信失眠主要是体内化学物质不平衡的结果					
25. 我感到失眠正在破坏我享受生活乐趣的能力，并使我不能做我想做的事					
26. 临睡前喝酒是解决睡眠问题的好办法					
27. 安眠药物是解决睡眠问题的唯一办法					
28. 我的睡眠问题越来越差，我不相信有人能帮我					
29. 从我外表可以看出我睡眠不好					
30. 在睡不好之后，我避免或取消要承担的事或工作（包括社会、家庭方面）					

　　计分方法：没有统一的划界分，主要是让治疗者和患者了解患者的睡眠信念。

睡眠习惯量表（Sleep Hygiene Practice Scale，SHPS）

指导语：下列是一些关于您个人睡眠习惯、日常生活习惯及睡眠环境的描述，数字 1 到 6 代表"从不"到"总是"，请在适当的选项上选出最符合您状况的一个分数。

	从不	极少	偶尔	有时	时常	总是
1. 晚上上床睡觉的时间不规律	1	2	3	4	5	6
2. 早上起床的时间不规律	1	2	3	4	5	6
3. 早上醒来后会赖床	1	2	3	4	5	6
4. 周末补眠	1	2	3	4	5	6
5. 在床上做其他与睡眠无关的事（如：看电视、看书，性行为除外）	1	2	3	4	5	6
6. 睡前太饥饿	1	2	3	4	5	6
7. 睡前担心自己睡不着	1	2	3	4	5	6
8. 睡前有不愉快的谈话	1	2	3	4	5	6
9. 睡前没有足够的时间让自己轻松	1	2	3	4	5	6
10. 开着电视或音响入睡	1	2	3	4	5	6
11. 躺在床上后仍在脑海中思考未解决的问题	1	2	3	4	5	6
12. 半夜会起来看时钟	1	2	3	4	5	6
13. 白天小睡或躺床休息时间超过 1 小时	1	2	3	4	5	6
14. 白天缺乏接受太阳光照	1	2	3	4	5	6
15. 缺乏规则的运动	1	2	3	4	5	6
16. 白天担心晚上会睡不着	1	2	3	4	5	6
17. 睡前 4 个小时饮用含咖啡因的饮料（如：咖啡、茶、可乐、提神饮料）	1	2	3	4	5	6
18. 睡前 2 个小时喝酒	1	2	3	4	5	6
19. 睡前 2 个小时使用刺激性物质（如吸烟）	1	2	3	4	5	6
20. 睡前 2 个小时做剧烈运动	1	2	3	4	5	6
21. 睡前 1 小时吃太多食物	1	2	3	4	5	6
22. 睡前 1 小时喝太多饮料	1	2	3	4	5	6

23. 睡眠环境太吵或太安静	1	2	3	4	5	6
24. 睡眠环境太亮或太暗	1	2	3	4	5	6
25. 睡眠环境湿度太高或太低	1	2	3	4	5	6
26. 睡眠环境温度太高或太低	1	2	3	4	5	6
27. 卧室空气不流通	1	2	3	4	5	6
28. 寝具不舒服（如床太窄或太宽、床垫太软、枕头太高或太低、太软或太硬）	1	2	3	4	5	6
29. 卧房摆设过多与睡眠无关甚至干扰睡眠的杂物	1	2	3	4	5	6
30. 被床伴干扰睡眠	1	2	3	4	5	6

　　计分方法：该量表包含 30 个条目，分为 4 个领域，即与觉醒相关的行为、睡眠时间和习惯、进食 / 饮酒行为和睡眠环境。没有统一的划界分，主要是让治疗者和患者了解患者的睡眠及相关习惯，总分越高，意味着更不良的睡眠卫生习惯。

福特应激失眠反应测试量表（Ford Insomnia Response to Stress Test Scale，FIRST）

当您经历以下情景，您可能出现什么程度的睡眠问题？即使您最近没有经历所述的情景，也请圈出一个答案。

1= 没有

2= 轻度

3= 中度

4= 重度

1. 明天将要召开一个重要的会议	没有	轻度	中度	重度
2. 白天经历应激事件	没有	轻度	中度	重度
3. 晚上经历应激事件	没有	轻度	中度	重度
4. 在白天收到坏消息	没有	轻度	中度	重度
5. 观看一个恐怖电影或电视后	没有	轻度	中度	重度
6. 白天工作遇到麻烦	没有	轻度	中度	重度
7. 与人发生争吵或吵架后	没有	轻度	中度	重度
8. 不得不将在公众面前演讲	没有	轻度	中度	重度
9. 明天将要放假	没有	轻度	中度	重度

计分方法：总分范围为 9～36 分，总分≥18 分提示有应激性失眠的易感性，分数越高，易感性越强。

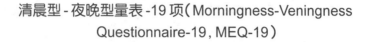

清晨型 - 夜晚型量表 -19 项（Morningness-Veningness Questionnaire-19，MEQ-19）

指导语：

1）在回答前，请仔细阅读每项问题。

2）每项问题都需要回答。

3）请按问题顺序回答。

4）回答问题时，请不要参考其他问题，也不要检查已做完的答案。

5）所有问题都有一组答案。对于每项问题，只选一个答案。有些问题以比例尺取代了一组答案，请在比例尺上适当地点上画圈。

6）请真实回答每项问题，您的答案和结果都会绝对保密。

7）在每项问题的空白处，请随意发表意见。

在问卷中，每一个选择都有相对应的分数

1）如果您仅需要考虑自己的生活习惯，而且能完全自由地计划白天的时间，您希望什么时间起床？

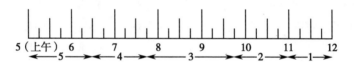

2）如果您仅需要考虑自己的生活习惯，而且能完全自由地计划夜晚的时间，您希望什么时间去睡觉？

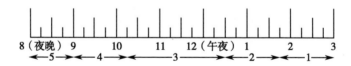

3）如果您不得不在清晨的某个时刻起床，您会多么地依赖闹钟唤醒您？

4 □完全不依赖

3 □轻度依赖

2 □比较依赖

1 □非常依赖

4）如果环境条件适宜，您在清晨能容易起床吗？

1 □完全不容易

2 □不太容易

3 □比较容易

4 □非常容易

5）清晨起床后的 0.5 小时内, 您有多么的清醒?

1 □完全不清醒

2 □轻度清醒

3 □比较清醒

4 □非常清醒

6）清晨起床后的 0.5 小时内, 您的食欲怎么样?

1 □非常差

2 □比较差

3 □比较好

4 □非常好

7）清晨起床后的 0.5 小时内, 您有多么的疲倦?

1 □非常疲倦

2 □比较疲倦

3 □比较清爽

4 □非常清爽

8）如果第二天没有什么特殊事情, 与平时相比, 您会在什么时间去睡觉?

4 □较平日推迟很少或从不推迟

3 □较平日推迟不到 1 小时

2 □较平日推迟 1~2 小时

1 □较平日推迟 2 小时以上

9）假设您决定进行体育锻炼, 朋友建议您 1 周进行 2 次, 每次 1 小时, 而且早上 7—8 点是最佳时间。如果仅需要考虑您自己的生活习惯, 这样的时间安排, 您觉得执行起来如何?

4 □很好地执行

3 □较好地执行

2 □难以执行

1 □非常难以执行

10）您会在夜晚的什么时间感到疲倦, 而且需要睡眠?

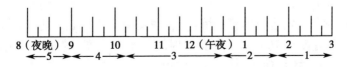

11）假设您希望在一项很难, 而且持续 2 个小时的测验中有最佳表现。

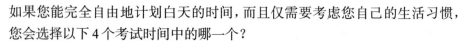

如果您能完全自由地计划白天的时间，而且仅需要考虑您自己的生活习惯，您会选择以下 4 个考试时间中的哪一个？

6 □上午 8—10 点

4 □上午 11 点—下午 1 点

2 □下午 3—5 点

0 □夜晚 7—9 点

12）如果您在夜晚 11 点去睡觉，当时您有多么的疲倦？

0 □完全不疲倦

2 □轻度疲倦

3 □比较疲倦

5 □非常疲倦

13）假设因为某些原因，您将比平时迟几个小时去睡觉，但又不需要在第二天清晨的任何特定时间起床，您最可能出现以下哪种情况？

4 □按平常的时间起床，而且不会再睡

3 □按平常的时间起床，然后小睡

2 □按平常的时间起床，然后再睡

1 □较平常的时间迟起床

14）假设因为值夜班，您不得不在清晨 4—6 点保持清醒，而第二天您没有任何约会。以下哪种选择最适合您？

1 □夜班结束后去睡觉

2 □夜班前小睡，结束后再睡觉

3 □夜班前睡觉，结束后小睡

4 □只在夜班前睡觉

15）假设您不得不进行 2 小时繁重的体力活动，如果您能完全自由地计划白天的时间，而且仅需要考虑您自己的生活习惯，您会选择以下哪一个时间？

4 □上午 8—10 点

3 □上午 11 点—下午 1 点

2 □下午 3—5 点

1 □夜晚 7—9 点

16）假设您决定进行体育锻炼，一个朋友建议您应 1 周进行 2 次运动，每次 1 小时，而且夜晚 10—11 点是最佳时间。如果仅需要考虑您自己的生活习惯，这样的时间安排，您觉得执行起来如何？

1 □很好地执行

2 □较好地执行

3 □难以执行

4 □非常难以执行

17）如果您能选择自己的工作时间,设想您每天工作 5 个小时(包括小休时间),这项工作是很有趣的,并会依据工作结果来付酬金,您会选择以下哪 5 个连续钟头呢?

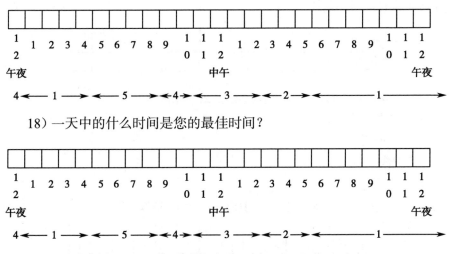

18）一天中的什么时间是您的最佳时间?

19）人可分为"清晨"型和"夜晚"型,您认为您自己属于哪一种类型?

6 □绝对的"清晨"型

4 □"清晨"型多过"夜晚"型

2 □"夜晚"型多过"清晨"型

0 □绝对的"夜晚"型

计分方法:总分范围为 16～86 分。5 个类型的总分划界范围(中国校正)如下:绝对清晨型为 70～86 分,中度清晨型为 65～69 分,中间型为 53～64 分,中度夜晚型为 47～52 分,绝对夜晚型为 16～46 分。

清晨型 - 夜晚型量表 -5 项（Morningness-Eveningness Questionnaire-5，MEQ-5）

指导语：请仔细阅读并顺序回答每项问题，只选一个答案。不要参考其他问题，也不要检查已做完的答案。

1）如果仅需要考虑自己的生活习惯，而且能完全自由地计划白天的时间，您希望什么时间起床？

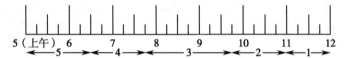

2）清晨起床后的 0.5 小时内，您有多么的疲倦？

1 □ 非常疲倦

2 □ 比较疲倦

3 □ 比较清爽

4 □ 非常清爽

3）您会在夜晚的什么时间感到疲倦，而且需要睡眠？

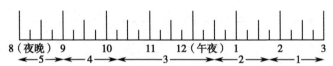

4）一天中的什么时间是您的最佳时间？

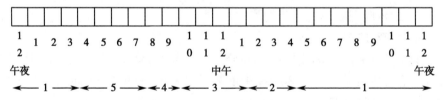

5）人可分为"清晨"型和"夜晚"型，您认为自己属于哪种类型？

6 □ 绝对的"清晨"型

4 □ "清晨"型多过"夜晚"型

2 □ "夜晚"型多过"清晨"型

0 □ 绝对的"夜晚"型

计分方法：总分范围为 4～25 分。Adan 和 Almirall 建议的划界分如下，即绝对夜晚型：4～7 分，中度夜晚型：8～11 分，中间型：12～17 分，中度清晨型：18～21 分，绝对清晨型：22～25 分。

艾普沃斯嗜睡量表（Epworth Sleepiness Scale，ESS）

指导语：请根据您最近一段时间在白天正常情况下的打瞌睡／入睡程度。

0= 从来不打瞌睡

1= 轻度可能打瞌睡

2= 中度可能打瞌睡

3= 高度可能打瞌睡

情况	打瞌睡的可能（0~3）			
坐着阅读书刊	0	1	2	3
看电视	0	1	2	3
在公共场所坐着不动（例如在剧场或开会）	0	1	2	3
作为乘客在汽车中坐 1 小时，中间不休息	0	1	2	3
在环境允许的情况下，躺下休息	0	1	2	3
坐下与人谈话	0	1	2	3
午餐不喝酒，餐后安静地坐着	0	1	2	3
遇堵车时停车数分钟	0	1	2	3

计分方法：总分范围为 0~24 分，得分越高，表示白天嗜睡越严重；ESS>10 分，用于区别具有潜在临床意义的日间嗜睡。

斯坦福嗜睡量表（Stanford Sleepiness Scale，SSS）

指导语：请根据您目前的嗜睡情况，选择最合适的嗜睡程度。

嗜睡程度	评分
感觉有活力、生机、警觉、清醒	1
处于高水平的功能状态，但非顶峰状态，能够集中注意力	2
松弛、但还算清醒，没有处于完全警觉状态、但有响应	3
有点模糊、不处于顶峰状态，有些松懈	4
模糊，开始丧失保持清醒的兴趣、行为很缓慢	5
嗜睡，喜欢躺下，意识开始糊涂，但是在入睡边缘挣扎	6
开始出现梦境，快速入睡，放弃保持清醒	7
睡着	×

计分方法：受试者使用从 1 到 7 的分数变化来评价自己目前的思睡情况。所得分数可以在一天内的不同时间点、不同季节以及治疗的不同阶段进行纵向比较。需要注意在不同个体间进行分数比较时可能存在基础思睡程度的不同。

"小熊"(BEARS)睡眠筛查工具

请询问家长或儿童以下 5 个方面的睡眠情况。如果得到"是"的回答,请进一步询问该问题发生的频次及是否有其他睡眠问题。

睡眠情况	学龄前儿童(2~5 岁)	学龄儿童(6~12 岁)	青少年(13~18 岁)
就寝问题 Bedtime problem (B)	孩子有就寝问题吗? 有入睡问题吗?(P)	孩子有就寝问题吗?(P) 您有就寝问题吗?(C)	您有入睡问题吗? (C)
日间过度思睡 Excessive daytime sleepiness(E)	孩子白天会显得疲劳 和困倦吗?孩子需要 小睡吗?(P)	孩子早晨起床困难,白天 会显得困倦,需要小睡 吗?(P) 您白天会感到非常疲惫 吗?(C)	您白天经常感到困倦 吗?在学校时呢?在 乘车时呢?(C)
夜醒 Awakening during the night(A)	孩子夜间频繁醒来吗? (P)	孩子夜间频繁醒来吗? 有梦游或梦魇吗?(P) 您夜间频繁醒来吗?再 次入睡困难吗?(C)	您夜间频繁醒来吗? 再次入睡困难吗? (C)
睡眠规律及时间 Regularity and duration of sleep (R)	孩子的就寝和起床时 间规律吗?是什么时 间?(P)	孩子上学时的就寝时间 和起床时间分别是?周 末呢?您认为孩子睡眠 时间充足吗?(P)	您上学时通常的就寝 时间是?周末呢?您 通常晚上睡多长时 间?(C)
睡眠呼吸障碍 Sleep disordered breathing(S)	孩子夜间经常打鼾或 呼吸困难吗?(P)	孩子夜间大声打鼾,每夜 都打鼾,或者呼吸困 难吗?(P)	孩子夜间大声打鼾 或者每夜都打鼾吗? (P)

注:P,家长回答;C,儿童回答。

计分方法:需要受过培训的临床医师对量表的评分进行解释,明确问题所在,应该建议或转诊到合适的科室就医。

儿童睡眠习惯问卷（学龄儿童）（Children's Sleep Habits Questionnaire，CSHQ）

以下是关于您孩子睡眠习惯以及可能睡眠困难的问题，请回顾孩子过去1周生活情况进行回答。如果过去1周有某些特殊情况（如孩子因为耳部感染而无法安睡，或电视机坏了），那么请根据最近情况正常的1周回答。如果以下行为描述1周内出现5次或5次以上，则选择"经常"；如果1周内出现2～4次，则选择"有时"；如果1周内从未出现或只出现1次，则选择"极少"。

就寝/上床时间（24 小时制，如 22 时 30 分）

孩子晚上的就寝/上床时间：平时＿＿时＿＿分

周末＿＿时＿＿分

孩子晚上睡着的时间（一般晚于就寝/上床时间）：平时＿＿时＿＿分

周末＿＿时＿＿分

早晨醒来时间（24 小时制，如 7 时 30 分）

孩子早晨醒来的时间：平时＿＿时＿＿分

周末＿＿时＿＿分

孩子早晨起床的时间（一般晚于醒来的时间）：平时＿＿时＿＿分

周末＿＿时＿＿分

夜醒持续时间

孩子夜间醒来一般总共持续时间：平时＿＿小时＿＿分钟

周末＿＿小时＿＿分钟

日间睡眠持续时间

通常孩子每天日间小睡总共持续时间：平时＿＿小时＿＿分钟

周末＿＿小时＿＿分钟

总睡眠时间

通常孩子每天总睡眠时间（包括夜间睡眠和日间小睡时间）：

平时＿＿小时＿＿分钟

周末＿＿小时＿＿分钟

	3 通常（5～7 次/周）	2 有时（2～4 次/周）	1 偶尔（0～1 次/周）
1. 孩子晚上是否在固定时间上床睡觉？	□	□	□

2. 孩子上床后是否可在 20 分钟内入睡？ □ □ □

3. 孩子是否独自在自己床上睡觉？ □ □ □

4. 孩子是否在他人床上入睡？ □ □ □

5. 孩子入睡时是否需要陪伴？ □ □ □

6. 到了就寝时间，孩子是否有如哭闹、拒绝待在床上等不良行为？ □ □ □

7. 孩子是否害怕在黑暗中睡觉？ □ □ □

8. 孩子是否害怕一个人睡觉？ □ □ □

9. 您是否认为孩子睡得太少？ □ □ □

10. 您是否认为孩子的睡眠时间合适？ □ □ □

11. 您孩子每天的睡眠量是否保持一致？ □ □ □

12. 孩子是否有尿床现象？ □ □ □

13. 孩子是否有说梦话现象？ □ □ □

14. 孩子睡眠过程中是否不安宁，常有肢体动作？ □ □ □

15. 孩子是否有梦游（睡眠过程中行走）现象？ □ □ □

16. 孩子是否有半夜转移到他人（父母、兄弟姐妹等）床上的现象？ □ □ □

17. 孩子睡眠中是否有磨牙现象？ □ □ □

18. 孩子睡眠中是否有打鼾很响的现象？ □ □ □

19. 孩子睡眠中是否有呼吸暂停现象？ □ □ □

20. 孩子睡眠中是否有憋气或气急等呼吸困难现象？ □ □ □

21. 孩子不在家睡觉是否会有问题（例如到亲戚家或去旅行）？ □ □ □

22. 孩子是否有半夜醒来伴无法安慰的哭吵、出汗的现象？ □ □ □

23. 孩子是否有被噩梦惊醒的现象？ □ □ □

24. 孩子是否会夜间醒来 1 次？ □ □ □

25. 孩子是否会夜间醒来 1 次以上？ □ □ □

26. 孩子早晨可否自己醒来？ □ □ □

27. 孩子是否醒来后情绪不佳？ □ □ □

28. 孩子早晨是否由他人唤醒？	☐	☐	☐
29. 早上是否很难把孩子叫起床？	☐	☐	☐
30. 孩子早晨起床后是否需要长时间才能清醒？	☐	☐	☐
31. 孩子是否看起来疲乏？	☐	☐	☐

在过去的 1 周中，孩子在如下情形时是否非常瞌睡或入睡？（勾出合适的选项）	不困	非常困	会睡着
32. 看电视	☐	☐	☐
33. 坐车	☐	☐	☐

计分方法

睡眠时间：

平时夜间睡眠时间 = 平时早晨醒来的时间 – 平时晚上睡着的时间

周末夜间睡眠时间 = 周末早晨醒来的时间 – 周末晚上睡着的时间

平均夜间睡眠时间 ={[（平时夜间睡眠时间）×5]+[（周末夜间睡眠时间）×2]}/7

平时夜间在床时间 = 平时早晨起床的时间 – 平时晚上就寝 / 上床的时间

周末夜间在床时间 = 周末早晨起床的时间 – 周末晚上就寝 / 上床的时间

平均夜间在床时间 ={[（平时夜间在床时间）×5]+[（周末夜间在床时间）×2]}/7

平时夜间睡眠效率 =（平时夜间睡眠时间 – 平时夜醒时间）/ 平时在床时间 ×100%

周末夜间睡眠效率 =（周末夜间睡眠时间 – 周末夜醒时间）/ 周末在床时间 ×100%

平均夜间睡眠效率 =（平均夜间睡眠时间 – 平均夜醒时间）/ 平均夜间在床时间 ×100%

平均日间睡眠时间 ={[（平时日间睡眠时间）×5]+[（周末日间睡眠时间）×2]}/7

平时总睡眠时间 = 平时夜间睡眠时间 + 平时日间睡眠时间（也可用直接报告的总睡眠时间）

周末总睡眠时间 = 周末夜间睡眠时间 + 周末日间睡眠时间（也可用直接报告的总睡眠时间）

平均总睡眠时间 ={[（平时总睡眠时间）×5]+[（周末总睡眠时间）×2]}/7

睡眠质量

每个问题进行录入时，通常（5～7 次 / 周）=3，有时（2～4 次 / 周）=2，偶尔（0～1 次 / 周）=1，统计分析时部分问题需要进行转换，使分值越高表示睡眠紊乱越高，具体需要转换的问题有：1、2、3、10、11、32、33。转化方法：1=3，2=2，3=1（即把原先的计分值 1 转换为 3，计分值 2 保持不变，计分值 3 转化为

1)，而其他条目保持原录入数值不变。待转换完成后，再进行总问卷和 8 个维度（就寝抵抗：问题 1、3、4、5、6、8；入睡延迟：问题 2；睡眠时间：问题 9、10、11；睡眠焦虑：问题 5、7、8、21；夜醒：问题 16、24、25；异态睡眠：问题 12、13、14、15、17、22、23；睡眠呼吸障碍：问题 18、19、20；白天嗜睡：问题 26、27、28、29、30、31、32、33）得分的计算。维度内各个问题得分相加为该维度得分。问卷总分为 33 个问题得分之和（注意不是八个维度得分的总和），反映睡眠质量的整体情况，评分越高表示睡眠质量越差。以往研究以 41 分或 48 分为划界分，高于此分即为睡眠质量不良。

问卷各维度的评估标准为入睡延迟、睡眠时间、睡眠焦虑、夜醒、异态睡眠和睡眠呼吸障碍 6 个维度，各维度如至少有 1 个问题每周出现 2 天，即认为存在该问题；就寝抵抗和白天嗜睡 2 个维度，各维度如至少有 2 个问题每周出现 2 天，即认为存在该问题。

值得注意的是，该问卷中文版新一轮修订工作正在进行中，后续使用可关注更新的问卷内容和计分规则。

简明婴儿睡眠问卷（Brief Infant Sleep Questionnaire，BISQ）

请根据孩子最近（通常）1周的睡眠情况进行回答

1. 孩子睡眠地点（请选一个主要答案）：

　　□ 1 婴儿床在独立的房间　　□ 2 婴儿床在父母的房间

　　□ 3 和父母同床　　□ 4 和兄弟姐妹同室　　□ 5 其他：

2. 孩子睡觉的姿势主要为（请选一个主要答案）：

　　□ 1 趴睡　　□ 2 侧睡　　□ 3 仰睡

3. 您的孩子在夜间（晚上 7：00 至早上 7：00 之间）总共睡多长时间？

　　____小时____分钟

4. 您的孩子在白天（早上 7：00 至晚上 7：00 之间）总共睡多长时间？

　　____小时____分钟

5. 您孩子平均每夜醒来的次数：____次

6. 孩子平均夜间（晚上 10：00 至早上 6：00）有多长时间是醒着的？

　　[如果孩子夜间醒来 2 次，每次醒着的时间为 15 分钟，则孩子夜间醒着的时间共是 30 分钟。]　　____小时____分钟

7. 晚上您通常要花多长时间让孩子入睡？

　　____小时____分钟

8. 孩子怎样入睡？（请选一个主要答案）

　　□ 1 喂食时　　□ 2 摇晃时　　□ 3 拥抱时

　　□ 4 独自在床上　　□ 5 在床上但要有父母陪护

9. 晚上孩子通常几点钟入睡？　　____：____（请按 24 小时制填写）

10. 孩子目前睡眠是否有规律

　　□ 0 否　　□ 1 是

11. 您认为孩子睡觉有困难吗？

　　□ 1 困难很大　　□ 2 一般困难　　□ 3 稍有困难　　□ 4 没困难

计分方法：该量表没有明确的计分规则。如果孩子一晚上醒 3 次，清醒时间超过 1 小时，24 小时内睡眠时间不超过 9 小时，以上情况应该考虑临床转诊。值得注意的是，国外已开发了修订版，即 BISQ-R，并且提供了计分标准，但中文版的修订正在进行中，后续使用可关注更新的问卷内容和计分规则。

儿童睡眠紊乱量表（Sleep Disturbance Scale for Children，SDSC）

以下 26 个问题是了解您的孩子在过去 6 个月中睡眠状况，请您从"从不""偶尔""有时""经常""总是"5 个答案中选择一个最适合您孩子情况的答案。

1. 平时您的孩子晚上睡眠一般多少时间（小时）？	>9	8~9	7~8	5~7	<5
2. 平时您的孩子上床后需要多少分钟才能入睡？	<15	15~30	30~45	45~60	>60
以下问题选项注释："从不＝从来没有出现过""偶尔＝每月出现1~2次""有时＝每周出现1~2次""经常＝每周出现3~5次""总是＝每周出现次数>5次"。					
3. 该上床睡觉的时候，您的孩子很不情愿上床睡觉	从不	偶尔	有时	经常	总是
4. 晚上睡觉时，您的孩子比较难以入睡或入睡比较困难	从不	偶尔	有时	经常	总是
5. 您的孩子在入睡过程中感到焦虑或害怕	从不	偶尔	有时	经常	总是
6. 您的孩子在入睡过程中出现突然惊跳或抽动身体某个部位	从不	偶尔	有时	经常	总是
7. 您的孩子在入睡过程中总是重复某个动作如摇摆或翻身	从不	偶尔	有时	经常	总是
8. 您的孩子在入睡过程中出现梦境般的场景	从不	偶尔	有时	经常	总是
9. 您的孩子在入睡过程中身上出现多汗	从不	偶尔	有时	经常	总是
10. 每晚孩子醒来超过 2 次	从不	偶尔	有时	经常	总是
11. 孩子半夜醒来后很难再次入睡	从不	偶尔	有时	经常	总是
12. 孩子在睡觉时经常翻身或踢腿把被子踢掉	从不	偶尔	有时	经常	总是
13. 晚上睡觉时孩子出现呼吸困难或呼吸不畅	从不	偶尔	有时	经常	总是
14. 晚上睡觉时孩子出现张口呼吸或呼吸暂停现象	从不	偶尔	有时	经常	总是
15. 孩子睡觉时打鼾	从不	偶尔	有时	经常	总是
16. 在晚上睡觉时，孩子身上过度出汗	从不	偶尔	有时	经常	总是
17. 您曾经看到孩子梦游	从不	偶尔	有时	经常	总是
18. 您曾经听到孩子睡觉时说梦话	从不	偶尔	有时	经常	总是
19. 孩子睡觉时磨牙	从不	偶尔	有时	经常	总是
20. 孩子突然尖叫着或表情茫然地醒来，而您无法与他交谈，但孩子早上醒来却忘记了	从不	偶尔	有时	经常	总是
21. 孩子晚上睡觉时做噩梦，但第二天醒来后却不记得	从不	偶尔	有时	经常	总是
22. 早上孩子很难醒来	从不	偶尔	有时	经常	总是
23. 早上醒来，孩子感到非常疲倦	从不	偶尔	有时	经常	总是
24. 早上孩子醒来后感到无法活动	从不	偶尔	有时	经常	总是
25. 孩子白天打瞌睡	从不	偶尔	有时	经常	总是
26. 孩子在不适合睡觉的环境中能够突然入睡	从不	偶尔	有时	经常	总是

　　计分方法：家长或监护人根据实际情况填写来评估青少年的睡眠质量。该量表在青少年中广泛使用，且其中文版总体 Cronbach's-α 系数为 0.81，具有较高的信效度。本量表共含 26 个条目，分为 6 个维度，分别为入睡困难和睡眠维持困难（条目 1、2、3、4、5、10 和 11）、睡眠呼吸障碍（条目 13、14 和 15）、觉醒障碍（条目 17、20 和 21）、睡眠觉醒转换障碍（条目 6、7、8、12、18 和 19）、过度嗜睡障碍（条目 22、23、24、25 和 26）和夜间多汗（条目 9 和 16）。除第 1 和第 2 条目分别调查夜间睡眠时间和入睡潜伏期外，其他条目均采用李克特五级评分系统：从不 =1 分、偶尔 =2 分、有时 =3 分、经常 =4 分和总是 =5 分。总分越高提示可能存在越严重的睡眠紊乱症状。根据以下公式计算 T 值：T 值 =（总分 – 平均值）/ 标准差 ×10+50。T 值>70 时，认为存在睡眠紊乱症状。

中国婴儿睡眠状况评估量表（Infants Sleep Assessment Scales, ISAS）（0～3个月）

该量表适用于0～3个月婴儿,用于评估婴儿日常睡眠状况。请您根据孩子最近1周的情况,勾选（✓）出您认为能正确反映孩子情况的选项。

条目	从不	有时	经常	总是
1. 晚上婴儿大概在同一时间段开始睡觉 *	1	2	3	4
2. 无须成人陪伴,婴儿在床上自己安静入睡 *	1	2	3	4
3. 婴儿在床上需要成人拍着才能入睡	1	2	3	4
4. 婴儿需要成人抱着或摇着才能入睡	1	2	3	4
5. 婴儿可在20分钟内入睡 *	1	2	3	4
6. 婴儿晚上夜醒4次及以上	1	2	3	4
7. 夜醒后,需要成人安抚才能再次入睡	1	2	3	4
8. 婴儿夜醒后哭闹	1	2	3	4
9. 婴儿在睡眠中呼吸暂停持续时间>20秒	1	2	3	4
10. 婴儿在睡眠中面部变青紫或苍白	1	2	3	4
11. 婴儿夜间出现过呼吸困难	1	2	3	4
12. 早上婴儿基本在同一时间段醒来 *	1	2	3	4
13. 婴儿全天24小时的睡眠时间有13小时 *	1	2	3	4
14. 婴儿目前睡眠有规律 *	1	2	3	4

资料来源:中国疾病预防控制中心妇幼保健中心编制。

注: * 为反向计分条目。

计分方法:相反条目反向计分,各条目评分相加即为总分。评分越高,表示睡眠越差。总分>31分为睡眠不良,总分>34分为睡眠异常。量表包含睡眠节律、入睡行为、夜醒、睡眠呼吸4个因子,各因子界值请见相关论文。

中国婴儿睡眠状况评估量表（Infants Sleep Assessment Scales, ISAS）（4～11个月）

该量表适用于4～11个月婴儿，用于评估婴儿日常睡眠状况。请您根据孩子最近1周的情况，勾选（✓）出您认为能正确反映孩子情况的选项。

条目	从不	有时	经常	总是
1. 晚上婴儿大概在同一时间段开始睡觉 *	1	2	3	4
2. 无须成人陪伴，婴儿在床上自己安静入睡 *	1	2	3	4
3. 婴儿在床上需要成人拍着才能入睡	1	2	3	4
4. 婴儿需要成人抱着或摇着才能入睡	1	2	3	4
5. 婴儿可在20分钟内入睡 *	1	2	3	4
6. 婴儿晚上夜醒3次及以上	1	2	3	4
7. 夜醒后，需要成人安抚才能再次入睡	1	2	3	4
8. 婴儿夜醒后哭闹	1	2	3	4
9. 婴儿在睡眠中呼吸暂停持续时间>20秒	1	2	3	4
10. 婴儿夜间出现过呼吸困难	1	2	3	4
11. 早上婴儿基本在同一时间段醒来 *	1	2	3	4
12. 婴儿白天小睡时间基本固定 *	1	2	3	4
13. 婴儿全天24小时的睡眠时间有12小时 *	1	2	3	4
14. 婴儿目前睡眠有规律 *	1	2	3	4

资料来源：中国疾病预防控制中心妇幼保健中心编制。

注：* 为反向计分条目。

计分方法：相反条目反向计分，各条目评分相加即为总分。评分越高，表示睡眠越差。总分>32分为睡眠不良，总分>35分为睡眠异常。量表包含睡眠节律、入睡行为、夜醒、睡眠呼吸4个因子，各因子界值请见相关论文。

中国幼儿睡眠状况评估量表（Toddler Sleep Assessment Scale，TSAS）（12～35个月）

该量表适用于12～35个月儿童，用于评估幼儿日常睡眠状况。请您根据孩子最近2周的情况，勾选（✓）出您认为能正确反映孩子情况的选项。

条目	从不	有时	经常	总是
1. 晚上幼儿大概在同一时间段上床睡觉*	1	2	3	4
2. 无须成人陪伴，幼儿在床上自己安静入睡*	1	2	3	4
3. 幼儿在床上需要成人拍着才能入睡	1	2	3	4
4. 幼儿需要成人抱着或摇着才能入睡	1	2	3	4
5. 幼儿需要含着妈妈乳头或摸着成人耳朵等身体部位才能入睡	1	2	3	4
6. 幼儿可在20分钟内入睡*	1	2	3	4
7. 幼儿晚上夜醒2次及以上	1	2	3	4
8. 夜醒后，需要成人安抚才能再次入睡	1	2	3	4
9. 幼儿夜醒后哭闹	1	2	3	4
10. 幼儿在睡眠中呼吸暂停持续时间>20秒	1	2	3	4
11. 幼儿夜间出现过呼吸困难	1	2	3	4
12. 幼儿有打鼾	1	2	3	4
13. 幼儿夜间张口呼吸	1	2	3	4
14. 幼儿睡觉时会磨牙	1	2	3	4
15. 早上幼儿基本在同一时间段醒来*	1	2	3	4
16. 幼儿白天小睡时间基本固定*	1	2	3	4
17. 白天幼儿在静态坐着时会瞌睡或睡着	1	2	3	4
18. 白天幼儿外出坐在推车里时会瞌睡或睡着	1	2	3	4
19. 幼儿全天24小时的睡眠时间有11小时*	1	2	3	4
20. 幼儿目前睡眠有规律*	1	2	3	4

资料来源：中国疾病预防控制中心妇幼保健中心编制。

注：* 反向计分条目。

　　计分方法：相反条目反向计分，各条目评分相加即为总分。评分越高，表示睡眠越差。总分>40分为睡眠不良，总分>45分为睡眠异常。量表包含睡眠节律、入睡行为、夜醒情况、睡眠呼吸、睡中异样和日间嗜睡6个因子，各因子界值请见相关论文。

睡眠日记的示例

睡眠日记

姓名：＿＿＿＿＿＿＿＿

- 熄灯或躺在床上试图睡着　├─┤ 睡着的时段（包含午睡及打盹）　○ 开灯或起床　├---┤ 半睡半醒
- C 饮用含咖啡因的饮料（咖啡、汽水或茶）　A 饮酒　M 服用药物　E 运动　S 感觉很困

日期 星期																										药物（名称/量）	睡眠质量 1-2-3-4-5 很差—很好	白天精神 1-2-3-4-5 很差—很好	备注

前一天 晚上 / 午夜 / 今天 早上 / 中午 / 下午

6 7 8 9 10 11 12 1 2 3 4 5 6 7 8 9 10 11 12 1 2 3 4 5 6

范例：

范例行：E（前一天晚上 6-7），●（10-11），睡眠 ├-┤，○ C（早上 8-9），S（下午 2-3）；睡眠质量 3，白天精神 4

注：请于每日起床后或白天固定时段填写；如有需要可自行加入其他符号。